一学就会的
家庭中医保健按摩

樊淑英◎编著

U0189227

中国科学技术出版社
·北 京·

前　言
F O R E W O R D

　　中医按摩也称推拿、按乔，在我国有着悠久的历史，它是在中医整体观念的基础上，以阴阳五行、脏腑经络等学说为理论指导，用手作用于人体体表的特定部位，运用推、拿、按、摩、揉、捏、提、点等形式多样的手法，达到疏通经络、推行气血、扶伤止痛、祛邪扶正、调和阴阳、延长寿命等治病保健目的的一种非药物的自然疗法和物理疗法。

　　中医按摩操作简便、容易学习、安全可靠而效果确实、独特，且没有副作用。正由于这些优点，中医按摩非常容易被人们接受，成为深受广大群众喜爱的保健养生方法。

　　中医按摩适用范围十分广泛，是一种普遍适用于老年、中青年、儿童、女性的治疗保健方式。对正常人来说，能增强身体的自然抗病能力，取得保健效果；对患者来说，既可使局部症状消退，甚至产生立竿见影的效果，又可加速病患的恢复，从而收到良好的治疗效果。

　　古老的中医按摩发展到今天，流派众多，各种手法五花八门，使得不少对中医按摩感兴趣的人有些无所适从。作者作为专业中医按摩师，对中医按摩的神奇疗效有深刻体会和感悟。为了让广大读者在最短的时间内学会最基本的、正确的中医按摩方法，得心应手地运用中医按摩技术帮助家人缓解常见病痛和不适，纠正"亚健康"，调整身心状态，作者结合自己的经验，参考相关著作，编著了这本中医按摩指导书。希望通过本书的介绍，让更多的人了解中医按摩的好处，接受中医按摩，选择中医按摩，并受益于中医按摩。

需要强调的是，并不是所有的身体问题都适合中医按摩，即便那些适合中医按摩的病症，在按摩之前也最好先去医院做相关检查，以求确诊，尤其是对于一些发病凶急或危重的病变，比如急性化脓性阑尾炎、肠穿孔、开放性骨折等，应及时送往医院抢救，切不可耽误。

　　本书文字浅显易懂，还配有大量直观的操作图片，非常适合对中医按摩有兴趣而又了解不多的读者阅读学习。

目 录
C O N T E N T S

上篇　中医按摩常识

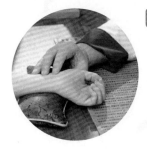

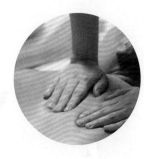

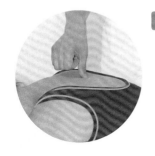

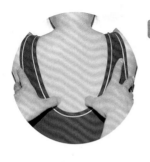

下篇　中医按摩有特效的病痛

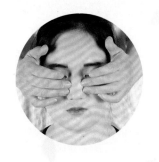

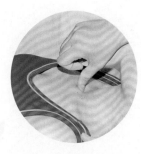

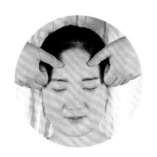

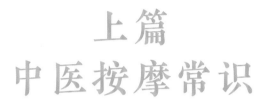

上篇
中医按摩常识

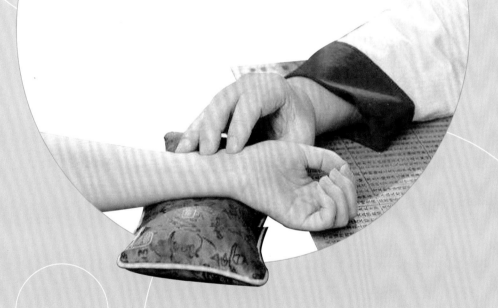

1. 应该知道的几个基本中医概念

1.1 阴阳

　　阴阳是中国古代哲学的一个概念，它最初的含义是指日光的向背，向日为阳，背日为阴。后引申为气候的寒暖，方位的上下、左右、内外，运动状态的躁动和宁静，等等。古代思想家看到一切现象都有正反两方面，就用阴阳这个概念来解释自然界两种对立和相互消长的物质势力，并认为阴阳的对立和消长是事物本身所固有的。因此，阴阳是对自然界相互关联的某些事物和现象对立双方的概括，即含有对立统一的概念。一般来说，凡是运动的、外向的、上升的、温热的、明亮的、无形的、兴奋的都属于"阳"；相对静止的、内守的、下降的、寒冷的、晦暗的、有形的、抑制的都属于"阴"。如白天属阳、夜晚属阴；男属阳、女属阴。但阴阳的属性不是绝对的，在一定条件下是可以相互转化的。阴阳之间还存在对立制约、交感互藏、互根互用、消长平衡的关系。

　　这个概念引入中医领域，即是将对人体具有推动、温煦、兴奋等作用的物质和功能，统属为阳；对人体具有凝聚、滋润、抑制等作用的物质和功能，统属于阴。阴阳学说贯穿在中医学理论体系的各个方面，用来说明人体的组织结构、生理功能、疾病的发生发展规律，并指导临床诊断和治疗。阴阳平衡，人体才能健康。治病的根本在于调和阴阳，使身体达到平衡的状态（图 1-1）。

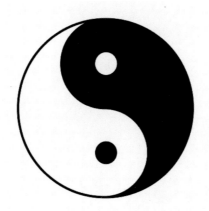

图 1-1　阴阳图

1.2　五行

　　五行是指金、木、水、火、土五类物质的运动。它是用来阐释事物之间相互关系的抽象概念，是概括客观世界中的不同事物属性，并用五行相生相克的动态模式来说明事物间的相互联系和转化规律，具有广泛的含义，并非仅指五种具体物质本身。凡具有生长、升发、条达舒畅等作用或性质的事物，均归属于木；具有温热、升腾作用或性质的事物，均归属于火；具有承载、生化、受纳作用或性质的事物，均归属于土；具有清洁、肃降、收敛等作用或性质的事物，均归属于金；具有寒凉、滋润、向下运行等作用或性质的事物，均归属于水。五行学说用五行之间的生、克关系来阐释事物之间的相互关系，认为任何事物都不是孤立、静止的，而是在不断相生、相克的运动中维持协调平衡。

　　这一学说在中医的应用，主要是以五行的特性来分析研究机体的脏腑、经络、生理功能的五行属性和相互关系，以及阐释它们在病理情况下的相互影响。因此，五行学说在中医中既用作在理论上的阐释，又具有指导临床的实际意义。五行学说以五脏配属五行，则由于肝主升发而归属于木，心主温煦而归属于火，脾主运化而归属于土，肺主肃降而归属于金，肾主水液而归属于水。五脏与五行相生相克，应保持相对平衡和稳定，和谐相处。如果五脏与五行发生失调，出现太过、不及或反侮，就会导致疾病的发生，这对于推断疾病的好转和恶变，选择治疗方法，提供了充足依据。中医主要运用五行学说来阐述五脏六腑间的功能联系以及脏腑失衡时疾病发生的机制，并用以指导脏腑疾病的治疗。

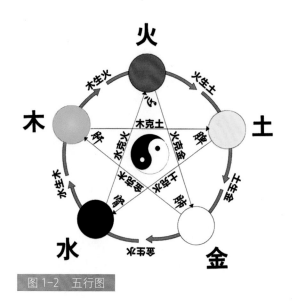

图1-2　五行图

五行之间存在相生、相克、相乘、相侮的转化规律。五行相生的次序是：木生火，火生土，土生金，金生水，水生木；五行相克的次序是：木克土，土克水，水克火，火克金，金克木（图1-2）。

1.3 脏腑

脏腑是人体内脏的总称，按照脏腑各自的生理功能特点，可分为脏、腑和奇恒之腑三类。以五脏为中心，一脏一腑、一阴一阳为表里，由经络相互络属。

五脏指心、肝、脾、肺、肾，一般笼统功能为"化生和贮藏精气"，即能贮藏人体生命活动所必需的各种精微物质，如精、气、血、津液等；六腑指胆、胃、小肠、大肠、膀胱、三焦，一般笼统功能为"腐熟水谷、分清泌浊、传化糟粕"，其共同生理特点是主管饮食物的受纳、传导、变化和排泄糟粕；奇恒之腑指脑、髓、骨、脉、胆、女子胞（子宫），其共同特点是它们都属于一类相对密闭的组织器官，却不与水谷直接接触，即似腑非腑，但具有类似于五脏贮藏精气的作用，即似脏非脏。

脏腑学说主要是研究五脏、六腑和奇恒之腑的生理功能和病理变化。中医的"脏腑"概念，不单是西医解剖形态的概念，而是包括解剖、生理、病理在内的综合概念（图 1-3）。

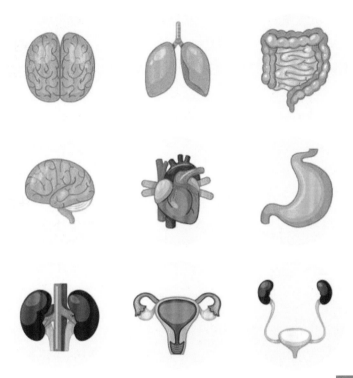

图 1-3　脏腑

下面重点介绍一下五脏的功能。

（1）心

心的生理功能："心主血脉""心主神志"。心主血脉的功能与现代医学里面所说的心在循环系统的功能类似，即心功能正常是保证血脉正常流通的首要条件。此外，心还统管人的神志，它是五脏中的"君主之官"。心主神志的功能意味着，如果心的功能异常，不仅会出现心慌、憋气、心痛等症状，还可出现神志异常，轻则失眠、健忘、多梦，重则癫狂、昏迷。因此在按摩或针灸治疗时，失眠、健忘、多梦者多选心经穴位治疗。

（2）肺

肺的生理功能："肺主气，司呼吸。"呼吸是指"气"的吐故纳新过程，即我们不断从自然界吸入清气，呼出浊气。同样，此功能与现代医学中肺在呼吸系统中的作用类似。除此之外，中医还认为肺有"主宣发肃降，通调水道"的功能。如果这些功能出现问题，常会见到咳嗽、胸闷、尿少、水肿等症状，因此常采用按摩中府等肺经的穴位来缓解咳嗽、胸闷等。

（3）脾

脾的生理功能："脾主运化""脾统血"。"脾主运化"是指脾具有把食物转化为营养物质并把它们传输到全身各脏腑器官的生理功能。若脾不运化，气血生化无源，则可出现神疲乏力、头目眩晕、腹胀、泄泻等症状。"脾统血"是指脾有统摄、控制血液在脉中正常运行而不逸出脉外的功能。如脾气虚弱，不能控制血液在脉管中运行，则可导致便血、尿血等出血病症，也称作"脾不统血"。此时，补益脾气的药物可以起到很好的调节作用，还可配合揉按足三里穴和搓擦三阴交穴来加强疗效。

（4）肝

肝的生理功能："肝主疏泄""肝藏血"。"肝主疏泄"是指肝具有疏通、畅达全身气机，进而促进精血津液的运行输布、脾胃之气的升降、胆汁的分泌排泄以及舒畅情志等作用。调节气机是其中最重要的一部分，如果气的运动发生异常，可以出现各种各样的症状，如抑郁、恶心、呕吐都是气机失常的表现。"肝藏血"是指肝具有储藏血液、调节血量和防止出血的功能。若肝藏血功能减弱，则可发生出血，如呕血、衄血，在女子则可见月经量多或崩漏。

（5）肾

肾的生理功能："肾藏精""肾主水""肾主纳气"。"肾藏精"是指人体生长、发育和生殖机能都是肾脏中储藏的源于父精母血的精华主导的，所以称肾为"先天之本"，也因此肾的阴阳又被称作"元阴"和"元阳"，是一身阴阳的根本。若肾虚，则会致早衰、遗精、阳痿、早泄、闭经、不孕不育等，可经常搓擦关元、命门、涌泉等穴。"肾主水"是指肾具有调节全身水液代谢的功能。

若肾气虚，则可出现尿液生成排泄障碍，如小便量多或量少。"肾主纳气"是指肾具有摄纳肺所吸入的自然界清气，保持呼吸运动的平稳深沉，以及控制呼吸的频率，保持呼吸的深度，有利于体内外气体的充分交换，维持人体的新陈代谢。若肾不纳气，则可见呼吸困难、呼多吸少、动则气喘。

此外，在中医里还有"五体"与"五官"的概念，五体指筋、脉、肉、皮、骨；五官九窍指目、舌、口、鼻、耳及前后二阴。五脏与形体官窍都有表里从属的联系，比如心在体合脉，开窍于舌；肝在体合筋，开窍于目；脾在体合肉，开窍于口；肺在体合皮，开窍于鼻；肾在体合骨，开窍于耳及前后二阴等。

1.4 藏象

藏（zàng）是指藏于体内的脏器；象是指表现于外的生理、病理现象。藏象学说就是通过对人体生理、病理现象的观察，研究人体各个脏腑的生理功能、病理变化及其相互关系的学说。

藏象学说中的脏腑名称虽与现代人体解剖学的脏器名称相同，但生理、病理的含义却不完全相同。藏象学说中一个脏腑的生理功能，可能包含着现代解剖学中几个脏器的生理功能；而现代解剖生理学中一个脏器的生理功能，可能分散在藏象学说的某几个脏腑的生理功能之中。藏象更重要的是概括了人体某一系统的生理和病理概念。

1.5 气血津液

气血津液是构成人体和维持人体生命活动的基本物质，是机体脏腑、经络等进行生理活动的物质基础。

气，是不断运动着的具有很强活力的精微物质。气运行不息，推动和调节着人体内的新陈代谢，维系着人体的生命进程。气主要有推动作用、温煦作用、防御作用、固摄作用和气化作用等。气虚，则易疲劳乏力、声音低微等。

血，基本上是指血液，是行于脉内的红色液态物质，具有很高的营养和滋润作用。血液必须在脉中循环运行，才能发挥它的生理效应，为脏腑、经络、形体、官窍的生理功能提供营养物质，是人体生命活动的根本保证。如果血的生成不足或持续地过度耗损，均可出现头晕目花、面色萎黄、毛发干枯、肌肤干燥、肢体麻木等表现。

津液，是机体一切正常水液的总称，包括各脏腑组织器官的内在体液及其正常的分泌物，如胃液、肠液和涕、泪等。津和液同属于水液，都来源于饮食，有赖于脾和胃的运化功能而生成。一般地说，性质较清稀，流动性较大，布散于体表皮肤、肌肉和孔窍，并能渗注于血脉，起滋润作用的，称为津；性质较稠厚，流动性较小，灌注于骨节、脏腑、脑、髓等组织，起濡养作用的，称为液。

气血津液都是机体脏腑、经络等进行生理活动所需要的能量，而气血津液又依赖于腑脏、经络等正常的生理活动。如果气血津液代谢不正常或腑脏、经络等不能进行正常的生理活动，就会导致疾病的发生。

1.6 经络

经络是人体特殊的网络联系系统，是人体结构的重要组成部分，具有运行全身气血、联络脏腑肢节、沟通上下内外、调节体内各部分功能活动的作用。经络是经脉和络脉的总称，经有路径的意思，络有网络的意思。经脉是经络系统的主干，多循行于人体深部，有一定的循行径路；络脉是经脉小的分支，多循行于人体较浅的部位。经络系统通过有规律的循行和错综复杂的联络交会，把人体的五脏六腑、四肢百骸、五官九窍、皮肉筋脉等联结成一个统一的有机整体，从而保证了人体生命活动的正常进行。

所谓经气，即经络之气，是概指经络运行之气及其功能活动。经气活动的主要特点是循环流注、如环无端、昼夜不休。人体通过经气的运行来调节全身各部的机能活动，从而使整个机体保持协调和相对平衡。因为经络既深入内脏，又浅出体表，因此按摩手法虽然是在身体表面操作，却可通过经络调理身体每个器官。经络系统由十二经脉、奇经八脉、十二经别、十二经筋、十二皮部、十五络脉及许多孙络、浮络等组成（图1-4）。

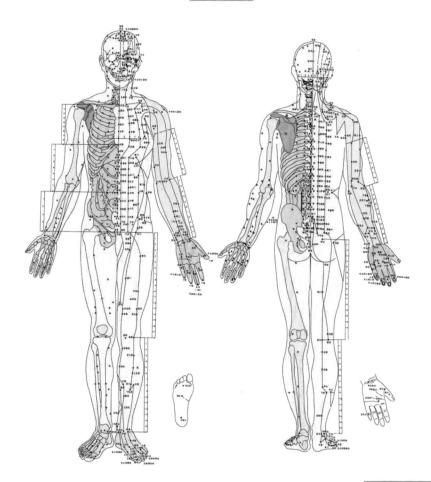

图1-4 经络

经络的功能主要有：

（1）联系作用

人体是由五脏六腑、四肢百骸、五官九窍、皮肉脉筋骨等组成的，它们虽各有不同的生理功能，但又共同进行着相互影响的整体活动，使机体内外、上下保持协调统一，从而构成一个有机的整体。这种有机配合和相互联系，主要是依靠经络的沟通、联络作用实现的。正是因为有了这种联系，中医在治疗和养生保健时，都强调一个原则，那就是"整体观"。比如说失眠，在治疗的时候，要想到心、肝、脾、肺、肾等脏腑之间往往是互相联系的，肝血虚了，心血也虚；心火和肝火常常并存；肾水虚，则心火上炎，这些都能引起失眠。所以，如何把握"整体"的概念，对治疗和调理至关重要。只有熟习人体的每个组成部分，掌握了经络的循行规律，才能更好地实践"整体观"。

（2）感应作用

经络是人体各组成部分之间的信息传导网。当体表受到某种良性刺激时，刺激就沿着经脉传于体内有关脏腑，使该脏腑的功能发生变化，从而达到疏通气血和调整脏腑功能的目的。按摩和针灸时出现的酸、麻、胀、痛等感觉，就是经络传导感应作用的表现。脏腑功能活动的变化也可通过经络反映于体表，如患慢性阑尾炎的人，在足三里穴下方常常会有一个特别的压痛点；肝病患者的后背肝俞穴周围常会有压痛、结节、条索等异常。像压痛、结节、条索、红点、脱屑等现象常常是问题症结的反映，既能提示疾病的部位，也往往是治疗的要点。

（3）濡养作用

人体各个组织器官均需气血濡养。由脾胃化生而来的气血，通过经络这些大小"河流"而循环贯注到全身，发挥其营养脏腑器官、抗御外邪、保卫机体的作用。经络不通了，就好比是河道堵塞了；经络气血亏虚了，就好比是河流干枯了；经络气血过多了，就好比是洪水来了，这些不正常的情况都会影响到相应器官和组织的营养，从而影响它们的正常功能。脏腑功能失调，会出现相应脏腑的疾病；头面四肢失于濡养，则会出现疼痛、麻木、瘫痪、肌肉萎缩等症状。

（4）调节作用

经络能运行气血和协调阴阳，使人体机能活动保持相对的平衡。当人体发生疾病时，出现气血及阴阳虚实的各种表现，可运用各种方法刺激经络和穴位，以激发经络的调节作用，调节脏腑功能，补虚泻实，使阴阳得以平衡。经络的这种调节作用是双向的、良性的，它总是向着阴阳平衡的方向来调节脏腑的功能。比如说，刺激足三里穴既能调理便秘，也能调理腹泻；刺激三阴交穴既能调理月经过多，也能调理月经过少和闭经；刺激百会穴既能调理高血压，也能调理低血压等。

1.7　穴位

穴位又称腧（shù）穴，是中医特有的名词，主要指人体经络线上特殊的点区部位，从西医角度讲，穴位多是神经末梢密集或神经干线经过、血管较多的地方（图1-5）。

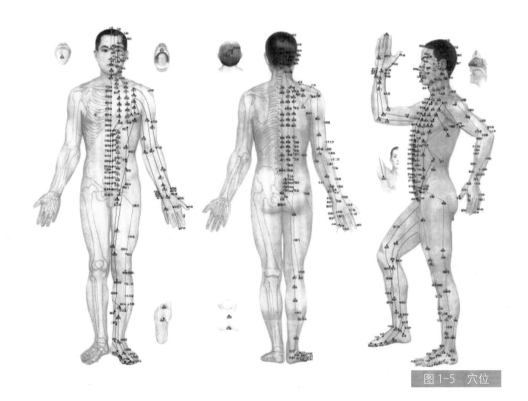

图1-5　穴位

穴位是人体脏腑经络气血输注出入的特殊部位。穴位并不是孤立于体表的点，而是与深部组织器官有着密切联系、互相输通的特殊部位。它是双向的，从内通向外，反应病痛；从外通向内，接受刺激，防治疾病。从这个意义上说，穴位又是疾病的反应点和治疗的刺激点。中医可以通过针灸或者按摩、刮痧、艾灸等刺激相应的经络点来治疗疾病。部分穴位并不在经络上，但对其刺激亦可产生疗效。

全身穴位分为经穴、经外奇穴、阿是穴和耳穴。国家标准《GB/T 12346—2006 腧穴名称与定位》中明确，人体周身有经穴 362 个，经外奇穴 46 个，合计408 个。针灸、按摩、刮痧、艾灸以及点穴等都是通过刺激穴位而发挥其治疗作用。

1.8　元气

元气是人体最根本、最重要的气，是人体生命活动的原动力。中医认为，元气为先天之精所化生，由先天之肾所藏，后天脾胃来濡养，借三焦和经络流行分布并弥散全身。

元气的生成来源是肾中所藏的先天之精，先天之精化生的元气生于命门。肾中先天之精禀受于父母的生殖之精，胚胎时期即已存在，出生之后，必须得到脾胃化生的水谷之精的滋养补充，方能化生充足的元气。因此，元气充盛与否，不仅与来源于父母的先天之精有关，而且与脾胃运化功能、饮食营养及化生的后天之精是否充盛有关。因先天之精不足而导致元气虚弱者，也可以通过后天的培育补充而使元气充实。

元气发于肾，以三焦为通路，循行全身，内而五脏六腑，外而肌肤腠理，无处不到，发挥其生理功能，成为人体最根本、最重要的气。

元气的生理功能，一是推动和调节人体的生长发育和生殖机能；二是推动和调控各脏腑、经络、形体、官窍的生理活动。总之，机体的一切生命活动都是在元气推动和调控下进行的，元气是生命活动的原动力，元气亏少或元阴元阳失衡，都会产生较为严重的病变（图 1-6）。

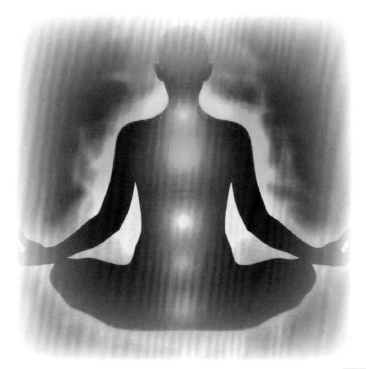

图 1-6　元气

1.9 体质

　　体质又称禀赋、禀质、气禀、形质、气质等，即人体的质量，是在中医理论发展过程中形成的病理生理概念。体质是人体在先天遗传和后天获得的基础上所形成的功能和形态上相对稳定的固有特性。换句话说，体质是禀受于先天，受后天影响，在生长、发育过程中所形成的与自然、社会环境相适应的人体形态结构、生理功能和心理因素的综合的相对稳定的固有特征。

　　体质这一概念，首先强调了人体体质的形成是基于先天遗传和后天获得两个基本方面；同时反映了中医关于机体内外环境相统一的整体观念，说明了人体体质在后天生长、发育过程中是与外界环境相适应而形成的；也体现出中医形神合一的体质观，即神生于形，形主宰于神，神依附于形，神明则形安，形与神是人体不可分离的统一整体。形体健壮则精神旺盛，生命活动正常；形体衰弱则精神衰弱，生命活动异常；形体衰亡，生命便告终结。

中医认为，体质的固有特性或特征表现为机能、代谢以及对外界刺激反应等方面的个体差异性，对某些病因和疾病的易感性，以及疾病传变转归中的某种倾向性。人的体质特点或隐或现地体现于健康和疾病过程中。先天禀赋是人体体质形成的重要因素，但体质的发展与强弱在很大程度上又取决于后天因素的影响。

身体的体质特征是复杂的，但根据脏腑气血阴阳的功能状态以及邪气的有无，可以分为正常体质与异常体质两大类，异常体质又可按邪正盛衰分为虚性体质、实性体质和复合性体质3类。

（1）正常体质

即身体强壮且无寒热之偏的体质。形体肥瘦匀称，健壮，头发盛长而黑，面色红润，肤色红黄隐隐，明润含蓄，目光有神，精采内含，鼻色明润，嗅觉通利，唇红润，胃纳佳，四肢轻劲有力，能耐受寒热，二便正常，脉象从容和缓、节律均匀，舌质淡红、润泽，苔薄白。此类型体质阴阳无明显偏颇。

（2）虚性体质

是指脏腑亏虚、气血不足、阴阳偏衰为主要特征的体质状态。常见气虚体质、血虚体质、阴虚体质和阳虚体质4类。

（3）实性体质

邪气有余为实，故实性体质主要是指体内阴阳偏盛，痰、瘀等邪气内结所形成的体质特征，常见阴寒体质、阳热体质、痰湿体质、瘀血体质和气郁体质5种类型。

（4）复合性体质

是指兼具上述两种以上不正常身体素质的体质类型，如气虚与痰湿体质混见，见于肥胖之人；气虚与瘀血体质混见；阳虚与阴寒体质混见；气郁与痰湿体质混见；气郁与阴虚体质混见等（图1-7）。

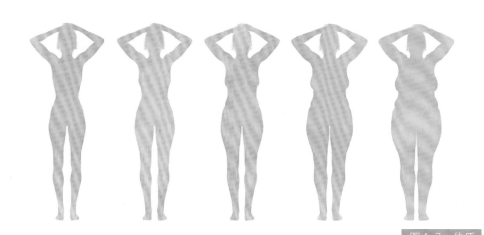

图 1-7 体质

1.10 病因

中医认为，发病的过程就是邪气与正气交战的过程，交战的结果决定了发病及疾病的发展变化，又称为"正邪分争"。邪气泛指各种致病因素，正气则是指人体的自我修复调节能力、适应环境能力、抗病能力等。正气不足是发病的内在依据，即"邪之所凑，其气必虚""正气存内，邪不可干"。

体质、情志、地域、气候等也与发病有密切关系。

中医的病因一般分为 4 类：①外感病因：包括"六淫"（风、寒、暑、湿、燥、火）和疠气。②内伤病因：包括"七情"（喜、怒、忧、思、悲、恐、惊）、饮食失宜、劳逸失度。③继发病因：包括痰饮、瘀血、结石。④其他病因：包括外伤、寄生虫、胎传、诸毒、医过。

1.11 整体观

整体就是统一性和完整性。中医认为，人体是一个有机的整体，是由若干脏器和组织、器官所组成的，构成人体的各个组成部分之间在结构上是不可分割的，在功能上是相互协调、相互作用的，在病理上也是相互影响的。

同时，中医也认识到人与自然环境的密切关系，认为人与自然具有统一性，自然界存在着人赖以生存的必要条件。自然界的变化可直接或间接地影响人体，而机体则会对外界变化相应地产生反应（图 1-8）。

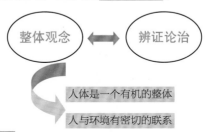

整体观念　⟷　辨证论治

人体是一个有机的整体

人与环境有密切的联系

图 1-8　整体观与辨证论治

1.12 辨证论治

辨证论治是中医诊断和治疗疾病的基本原则。所谓"证"，是机体在疾病发展过程中某一阶段的病理概括，包括病变的部位、原因、性质以及邪正关系，能够反映出疾病发展过程中某一阶段病理变化的本质，因而它比症状能更全面、更深刻、更准确地揭示出疾病的发展过程和本质。

辨证论治分为辨证和论治两个阶段。辨证是确定治疗方法的前提和依据，论治是辨证的目的，通过辨证论治的效果，可以检验辨证论治是否正确。

辨证和论治是诊疗疾病过程中相互联系、不可分割的两个方面。辨证，就是将"四诊"（望、闻、问、切）所收集的资料、症状和体征，通过分析和综合，辨清疾病的原因、性质、部位和邪正之间的关系，概括、判断为某种证；论治又称施治，是根据辨证分析的结果来确定相应的治疗原则和治疗方法。

辨证是决定治疗的前提和依据，论治则是治疗疾病的手段和方法，所以辨证论治的过程，实质上是中医认识疾病和治疗疾病的过程。比如一个人出现腰膝酸软疼痛、小便频、潮热盗汗等，可归纳为"肾虚证"，在治疗方面使用补肾的方法，问题就可以得到解决（图 1-8）。

1.13 四诊

四诊是中医诊断疾病的基本方式，具体指的是望、闻、问、切这四种方法。四诊具有直观性和朴素性的特点，在感官所及的范围内，直接地获取信息，即刻进行分析综合，及时作出判断。四诊的基本原理建立在整体观念和恒动观念的基础上，是阴阳五行、藏象经络、病因病机等理论的具体运用。物质世界的统一性和普遍联系，就是四诊的理论基础。只有将四诊有机地结合起来，彼此参伍，才能全面、系统、真实地了解病情，作出正确的诊断。

望诊是指观察患者形体、面色、舌体、舌苔，根据形色变化来确定病位、病性。闻诊包括听声音和嗅气味两方面，一是从患者发生的各种声音的高低、缓急、强弱、清浊测知病性的方法；二是根据患者身体的气味和病室内的气味来判断患者的病情。问诊是询问患者及其家属，了解现有证象及其病史，为辨证提供依据的一种方法。切诊则是指用手触按患者身体，借此了解病情的一种方法，最主要的是切脉（又称诊脉），是医者用手指按其腕后桡动脉搏动处，借以体察脉象变化，辨别脏腑功能盛衰，气血津精虚滞的一种方法。不同脉象的形成，与心脏、脉络、气血津液有着密不可分的关系。脉象的不同变化反映了心力强弱、脉络弛张、气血津液虚滞三个方面的变化（图1-9）。

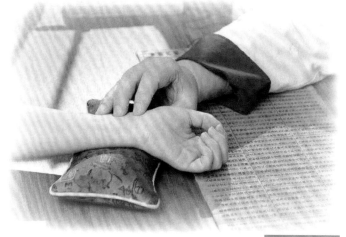

图1-9　切脉

2. 学习中医按摩需要了解的常用穴位

2.1 什么是穴位

所谓穴位，是指人体脏腑经络气血输注和出入的特殊部位。穴位与深部组织器官有密切联系，它是双向的，从内通向外，反映病痛；从外通向内，接受刺激，防治疾病。所以说，穴位既是疾病的反应点，又是治疗的刺激点。

穴位一般可分为以下几类：

（1）十四经穴

凡是归属于十二经脉、任脉和督脉的穴位，称为十四经穴。

（2）经外奇穴

不归属于十四经脉的穴位，但具有固定名称、位置、治疗疾病作用等内容的穴位称为经外奇穴。

（3）阿是穴

以病痛局部或与病痛有关的压痛（敏感）点作为穴位，称为阿是穴。

（4）耳穴

分布于耳廓上的穴位，是人体各部分的生理病理变化在耳廓上的反应点，称为耳穴。

2.2 如何定位穴位

穴位的定位是否准确，直接关系着按摩和针灸的治疗效果。一般采用以下几种方法来确定穴位的位置：

（1）体表解剖标志定位法

是以解剖学的各种体表标志为依据来确定穴位位置的方法。体表标志分为固定标志和活动标志，固定标志是指各部位由骨骼和肌肉所形成的凸起和凹陷，如五官轮廓、头发边际、指甲、肚脐、肩胛骨下角等，比如寻找睛明穴，就要先找到内眼角，然后在其稍上方取穴；活动标志是指各部位的关节、肌肉、肌腱、皮肤随着活动而出现的空隙、凹陷、皱纹、尖端等，比如曲池穴的定位，肘横纹只有在屈肘时才能充分显现。

（2）骨度折量定位法

又称为骨度分寸法，是指以体表骨节为主要标志，折量全身各部的长度和宽度，设定尺寸，用以确定穴位位置的方法，如把从肘横纹到腕横纹的长度定为 12 寸。在内关穴取穴时就会用到这个方法。

（3）指寸定位法

是指以患者本人手指的某些部位折做一定分寸，用以比量穴位位置的方法，又称同身寸（图 1-10）。

中指同身寸：患者中指屈曲，中指中节上下两头横纹之间的距离定为 1 寸。

拇指同身寸：患者伸直拇指，拇指指骨关节横纹两端之间的距离定为 1 寸。

横指同身寸法：又称一夫法。患者第 2 ~ 5 指并拢，以中指中节横纹处为标准，四指的宽度为一夫，折为 3 寸。

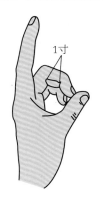
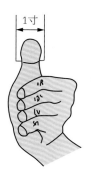
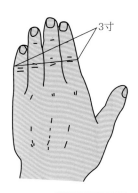

图 1-10　同身寸

2.3 常用的穴位

头维

位置　在头侧部，头正中线旁开4.5寸，入发际0.5寸。正坐位或仰卧位取穴（图1-11）。

功效主治　头痛，眼睑跳动。

下关

位置　在面部，耳前方，当颧骨与下颌切迹之间的凹陷处。合口有孔，张口即闭。正坐或仰卧，闭口取穴（图1-11）。

功效主治　耳聋，耳鸣，牙痛，口噤，口眼歪斜，三叉神经痛，面神经麻痹，下颌疼痛，颞颌关节炎。

上关

位置　在面部，耳前方，下关直上，当颧弓上缘的凹陷处（即颧弓上缘正中，下关直上凹陷处，相当于目外眦与耳屏尖连线的中点）（图1-11）。

功效主治　头痛，耳鸣，耳聋，口眼㖞斜，面痛，齿痛，惊痫，瘛疭。

听宫

位置　在面部，当张口时耳屏前的凹陷处。坐位或仰卧位取穴（图1-11）。

功效主治　耳鸣，耳聋，牙痛，下颌关节痛。

翳风

位置　在面部，当耳垂后方的凹陷处。坐位或侧卧位取穴（图1-11）。

功效主治　感冒，面瘫，头痛，耳鸣，耳聋，下颌关节痛，牙痛。

耳门

位置　在面部，当耳屏上切迹的前方，下颌骨髁突的后缘，张口有凹陷处（图1-11）。

功效主治　耳鸣，耳聋，牙痛，颌肿，眩晕。

听会

位置　在面部，当耳屏间切迹的前方、下颌骨髁突的后缘，张口有凹陷处

（图 1-11 ）。

功效主治　耳鸣，耳聋，牙痛，口眼㖞斜，中耳炎，腮腺炎，下颌关节炎。

颊车

位置　在面颊部，咀嚼时面部隆起处。正坐位或仰卧位取穴（图 1-11 ）。

功效主治　牙痛，面部肿胀，三叉神经痛，面瘫。

大迎

位置　在面颊部，在咬肌附着部前缘（前方有面动、静脉，还有面神经及颊神经）张口或鼓气时下颌角前下方出现的钩形凹陷处。如果把牙紧紧地咬起来，咬肌的高点是颊肌，咬肌的前缘位置也即是本穴（图 1-11 ）。

功效主治　口歪，口噤，颊肿，牙痛。

桥弓

位置　在颈部，指翳风穴至缺盆穴的连线（图 1-11 ）。

功效主治　高血压。

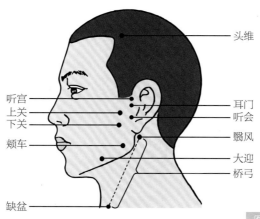

图 1-11 头颈部穴位

神庭

位置　在头部，当前发际正中直上 0.5 寸。正坐位取穴（图 1-12 ）。

功效主治　痫症，惊悸，失眠，头痛，鼻渊，流泪，结膜炎，鼻炎。

阳白

位置　在面部，目正视，瞳孔直上，眉上 1 寸。正坐位取穴（图 1-12 ）。

功效主治　目赤肿痛，眼睑下垂，口眼㖞斜，头痛。

丝竹空

位置　在面部，眉毛外侧凹陷处。正坐位或仰卧位取穴（图1-12）。

功效主治　头痛，结膜炎，眼睑跳动。

睛明

位置　在面部，内眼角稍上方凹陷处。正坐位或仰卧位取穴（图1-12）。

功效主治　眼睛干痒、肿痛，近视，迎风流泪，鼻塞。

四白

位置　在面部，瞳孔直下的眶下孔凹陷处。正坐位或仰卧位取穴（图1-12）。

功效主治　面瘫，眼睑痉挛，迎风流泪，眼干痒痛，近视。

巨髎

位置　在面部，瞳孔直下，平鼻翼下缘处。正坐位或仰卧位取穴（图1-12）。

功效主治　口眼㖞斜，眼睑跳动，鼻塞，鼻衄，牙痛，三叉神经痛。

素髎

位置　在面部，当鼻尖的正中央。正坐位取穴（图1-12）。

功效主治　鼻塞，鼻出血，鼻流清涕，鼻渊，酒糟鼻，惊厥，昏迷，新生儿窒息。

水沟（又称人中）

位置　在面部，当人中沟的上1/3与中1/3交点处。仰靠坐位取穴（图1-12）。

功效主治　中风，鼻塞，面瘫，晕车、船，昏迷。

上星

位置　在头部，当前发际正中直上1寸。正坐位取穴（图1-12）。

功效主治　头痛，眩晕，目赤肿痛，迎风流泪，面赤肿，鼻渊，鼻出血，鼻痛，癫狂，痫证，小儿惊风，疟疾，热病。

攒竹

位置　在面部，在眉头凹陷中。正坐位或仰卧位取穴（图1-12）。

功效主治　近视，迎风流泪，头痛，视物不清，眼睑痉挛，面瘫，视力减退。

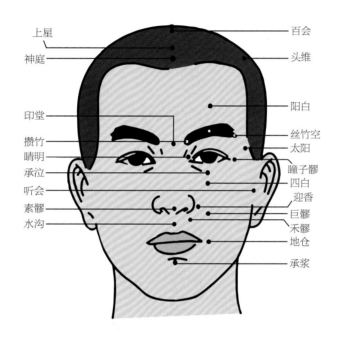

上星　　　　　　　　　　　　　　　　百会
神庭　　　　　　　　　　　　　　　　头维

印堂　　　　　　　　　　　　　　　　阳白

攒竹　　　　　　　　　　　　　　　　丝竹空
睛明　　　　　　　　　　　　　　　　太阳
承泣　　　　　　　　　　　　　　　　瞳子髎
听会　　　　　　　　　　　　　　　　四白
素髎　　　　　　　　　　　　　　　　迎香
水沟　　　　　　　　　　　　　　　　巨髎
　　　　　　　　　　　　　　　　　　禾髎
　　　　　　　　　　　　　　　　　　地仓
　　　　　　　　　　　　　　　　　　承浆

图 1-12　头面部穴位

瞳子髎

位置　在面部，目外眦外侧 0.5 寸凹陷中。正坐位或仰卧位取穴（图1-12）。

功效主治　目赤肿痛，头痛，口眼㖞斜。

承泣

位置　在面部，瞳孔直下，当眼球与眶下缘之间。正坐位或仰靠、仰卧姿势取穴（图1-12）。

功效主治　目赤肿痛，流泪，夜盲，口眼㖞斜，近视，角膜炎，视神经萎缩，眼睛疲劳，迎风流泪，老花眼，白内障。

印堂

位置　在额部，当两眉头中间。正坐仰靠位或仰卧位取穴（图1-12）。

功效主治　头晕，头痛，鼻炎，面部痤疮，失眠。

太阳

位置　在颞部，在眉梢与外眼角之间向后一横指的凹陷处。正坐位或侧伏位取穴（图 1-12）。

功效主治　头痛，目赤肿痛，眼睛干涩，牙痛，面瘫。

迎香

位置　在鼻唇沟中，鼻翼外缘中点旁。仰卧位或正坐位取穴（图 1-12）。

功效主治　鼻炎，鼻塞，面瘫，面部瘙痒。

禾髎

位置　在面部，当鬓发后缘，平耳廓根之前方，颞浅动脉的后缘。正坐位取穴（图 1-12）。

功效主治　头重痛，耳鸣，颌肿，鼻肿痛。

地仓

位置　在面部，口角外侧，口角旁开 0.4 寸，上直对瞳孔。正坐位取穴（图 1-12）。

功效主治　口眼㖞斜，流涎，眼睑跳动。

承浆

位置　在面部，当颏唇沟的正中凹陷处。正坐位取穴（图 1-12）。

功效主治　口眼㖞斜，面肿，牙痛，牙龈出血，口舌生疮，消渴嗜饮，小便不禁，癫痫。

百会

位置　在头部，当前发际正中直上 5 寸，或两耳尖连线的中点处。正坐位取穴（图 1-12、图 1-13）。

功效主治　头晕，健忘，头痛，失眠，高血压，疲劳。

角孙

位置　在头侧部，折耳廓向前，当耳尖直上入发际处。坐侧位取穴（图 1-13）。

功效主治 牙痛，目翳，项强。

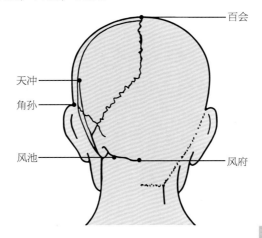

百会

天冲

角孙

风池

风府

图 1-13 头部穴位

天突

位置 在颈部，前正中线上，胸骨上窝中央。仰靠坐位取穴（图 1-14）。

功效主治 咳嗽，哮喘，咽喉痛。

璇玑

位置 在胸部，胸骨中线上，约当胸骨柄中点。仰卧位或正坐仰靠取穴（图 1-14）。

功效主治 喉痹咽肿，咳嗽气喘，胃中积食，扁桃体炎，喉炎，气管炎，胸膜炎，胃痉挛。

抬肩

位置 在肩部，肩峰前下 1.5 寸。侧坐位取穴（图 1-14）。

功效主治 肩痛，举臂困难，上肢瘫痪。

华盖

位置 在胸部，当前正中线上，平第一肋间。仰卧位或正坐位取穴（图 1-14）。

功效主治 咳嗽，气喘，胸痛，胁肋痛，喉痹，咽肿。

膻中

位置 在胸部，前正中线上，两乳头连线的中点。仰卧位取穴（图 1-14）。

功效主治　胸闷，心慌，气短，心烦，咳嗽，哮喘，产后缺乳。

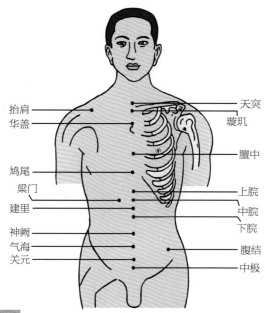

抬肩　　　　　　　　　　　　　　　　　　　天突
华盖　　　　　　　　　　　　　　　　　　　璇玑

　　　　　　　　　　　　　　　　　　　　　膻中

鸠尾　　　　　　　　　　　　　　　　　　　上脘
梁门　　　　　　　　　　　　　　　　　　　中脘
建里　　　　　　　　　　　　　　　　　　　下脘
神阙
气海　　　　　　　　　　　　　　　　　　　腹结
关元　　　　　　　　　　　　　　　　　　　中极

图 1-14　胸腹部穴位

鸠尾

位置　在上腹部，前正中线上，胸剑结合部下 1 寸。仰卧位取穴（图 1-14）。

功效主治　胸闷，咳嗽，呕吐，呃逆。

上脘

位置　在上腹部，前正中线上，脐上 5 寸处。仰卧位取穴（图 1-14）。

功效主治　胃痛，反胃，呃逆，呕吐，癫狂，咳嗽痰多，黄疸。

中脘

位置　在上腹部，前正中线上，当脐中上 4 寸。仰卧位取穴（图 1-14）。

功效主治　胃胀，胃痛，腹痛，消化不良，腹泻，便秘，失眠，呃逆，肥胖。

下脘

位置　在上腹部，前正中线上，当脐中上 2 寸。仰卧位取穴（图 1-14）。

功效主治　消化不良，呕吐，腹泻，胃胀，疲劳，肥胖。

梁门

位置　在上腹部，脐上4寸，距前正中线2寸。仰卧位取穴（图1-14）。

功效主治　呕吐，便秘，腹胀，腹痛，腹泻，消化不良。

建里

位置　在上腹部，前正中线上，当脐中上3寸。仰卧位取穴（图1-14）。

功效主治　胃痛，胃胀，腹痛，腹胀，食欲不振，消化不良。

神阙

位置　在脐中部，脐中央。仰卧位取穴（图1-14）。

功效主治　泄痢，绕脐腹痛，脱肛，妇人血冷不受胎，中风脱证，风痫，肠炎，痢疾，产后尿潴留。

腹结

位置　在下腹部，脐下1.3寸，前正中线旁开4寸。仰卧位取穴（图1-14）。

功效主治　腹胀，腹痛，腹泻。

气海

位置　在下腹部，前正中线上，当脐中下1.5寸。仰卧位取穴（图1-14）。

功效主治　腹痛，腹泻，便秘，遗尿，月经不调，痛经，疲劳，遗精。

关元

位置　在下腹部，前正中线上，当脐中下3寸。仰卧位取穴（图1-14）。

功效主治　腹痛，腹泻，痛经，尿频，疲劳。

中极

位置　在下腹部，前正中线上，当脐中下4寸。仰卧位取穴（图1-14）。

功效主治　白带多，痛经，子宫脱垂，阳痿，水肿，肾炎，膀胱炎，盆腔炎。

人迎

位置　在颈部，喉结旁，当胸锁乳突肌的前缘，颈总动脉搏动处。仰卧位取穴（图1-15）。

功效主治　咽喉肿痛，气喘，瘰疬，瘿气，高血压。

缺盆

位置　在胸壁前方，锁骨上窝中央，胸正中线旁开4寸处。仰卧位取穴（图1-15）。

功效主治　咳嗽，气喘，胸部满闷，喉痹，瘰疬，瘿瘤。

云门

位置　在胸壁前外上方，锁骨下窝凹陷处，距前正中线6寸，肩胛骨喙突上方。正坐位或仰卧位取穴（图1-15）。

功效主治　咳嗽，气喘，胸痛，胸中烦热，肩背痛，支气管炎，支气管哮喘，肋间神经痛，肩关节及其周围软组织疾患。

气舍

位置　在上胸部，人迎穴直下，锁骨根部稍中之处。仰卧位取穴（图1-15）。

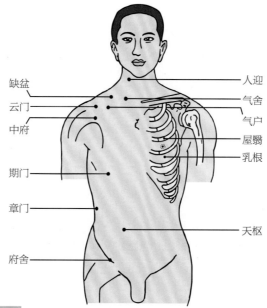

图1-15　胸腹部穴位

功效主治　咽喉肿痛，气喘，呃逆，瘿瘤，瘰疬，项强。

气户

位置　在胸部，当锁骨中点下缘，距前正中线4寸。仰卧位取穴（图1-15）。

功效主治　咳嗽，气喘，胸胁痛。

屋翳

位置　在胸部，当第二肋间隙，距前正中线 4 寸。仰卧位取穴（图 1-15）。

功效主治　咳嗽，气喘，胸胁痛。

中府

位置　在胸前壁外上方，平第一肋间隙，距前正中线 6 寸。正坐位或仰卧位取穴（图 1-15）。

功效主治　咳嗽，气喘，肩背痛，胸痛，咽喉痛。

乳根

位置　在胸部，当乳头直下乳房根部，距前正中线 4 寸。仰卧位取穴（图 1-15）。

功效主治　咳嗽，胸闷，胸痛，乳房痛，产后缺乳。

期门

位置　在胸部，在第六肋间隙，前正中线旁开 4 寸。仰卧位取穴（图 1-15）。

功效主治　胸胁痛，呕吐，呃逆，腹泻，食欲不振。

章门

位置　在侧腹部，第十一肋游离端的下方。仰卧位取穴（图 1-15）。

功效主治　胁肋痛，腹胀，腹泻，呕吐。

天枢

位置　在腹中部，脐旁 2 寸。仰卧位取穴（图 1-15）。

功效主治　呕吐，便秘，腹胀，腹痛，腹泻，消化不良。

府舍

位置　在下腹部，当脐中下 4 寸，冲门上方 0.7 寸。仰卧位取穴（图 1-15）。

功效主治　腹胀，腹痛，疝气，痞块。

肩髃

位置　在肩峰前下方，当肩峰与肱骨大结节之间凹陷处；也可将上臂外展平举，肩关节部即可呈现出两个凹窝，前面一个凹窝中即为此穴。侧坐位取穴（图1-16）。

功效主治　肩周炎，手臂挛痛不能上举，急性脑血管病后遗症，高血压病，乳腺炎，荨麻疹。

大椎

位置　在后颈部，正中线上，坐位时将头朝前低下，颈椎骨隆起最高处下面的凹陷处。俯伏位取穴（图1-16）。

功效主治　感冒，咳嗽，颈椎病，落枕，荨麻疹。

颈根

位置　在颈肩移行处，当斜方肌前缘，平第七颈椎棘突。侧坐位取穴（图1-16）。

功效主治　头痛，头晕，颈肩疼痛。

风池

位置　在颈部，枕骨下缘，胸锁乳突肌与斜方肌上端之间的凹陷中。正坐位、俯伏位或俯卧位取穴（图1-13）。

功效主治　颈椎病，头晕，头痛，感冒，高血压，目赤肿痛。

风府

位置　在颈部，当后发际正中直上1寸，枕外隆凸直下，两侧斜方肌之间凹陷中。正坐位取穴（图1-13）。

功效主治　咽喉肿痛，失音，头痛，眩晕，项强，神经性头痛，颈部神经肌肉疼痛，感冒。

肩外俞

位置　在背部，在第一胸椎棘突下旁开3寸。坐位或俯伏位取穴（图1-16）。

功效主治　颈肩背痛。

肩中俞

位置　在背部，在第七颈椎棘突下旁开2寸，即大椎穴旁开2寸。坐位或俯伏位取穴（图1-16）。

功效主治 颈肩背痛，落枕，咳嗽。

大杼

位置 在背部，当第一胸椎棘突下，旁开1.5寸。正坐位或俯卧位取穴（图1-16）。

功效主治 咳嗽，鼻塞，头痛，颈肩痛。

肩井

位置 在肩部，当大椎穴与肩峰连线中点上。正坐位、俯卧位或俯伏位取穴（图1-16）。

功效主治 颈肩痛，乳腺炎，中风。

风门

位置 在背部，当第二胸椎棘突下，旁开1.5寸。正坐位或俯卧位取穴（图1-16）。

功效主治 咳嗽，胸背痛，感冒，头痛，荨麻疹。

肺俞

位置 在背部，当第三胸椎棘突下，旁开1.5寸。正坐位或俯卧位取穴（图1-16）。

功效主治 咳嗽，哮喘，咽痛，皮肤瘙痒。

厥阴俞

位置 在背部，当第四胸椎棘突下，旁开1.5寸。正坐位或俯卧位取穴（图1-16）。

功效主治 心痛，心悸，咳嗽，胃脘痛，呕吐，神经衰弱，肋间神经痛。

心俞

位置 在背部，当第五胸椎棘突下，旁开1.5寸。正坐位或俯卧位取穴（图1-16）。

功效主治 健忘，失眠，心烦，心痛，神经衰弱。

膈俞

位置　在背部，当第七胸椎棘突下，旁开 1.5 寸。正坐位或俯卧位取穴（图 1-16）。

功效主治　背痛，胃胀，胃痛，消化不良，呃逆，夜间出汗。

肝俞

位置　当背部，在第九胸椎棘突下，旁开 1.5 寸。正坐位或俯卧位取穴（图 1-16）。

功效主治　神经衰弱，头晕，月经不调，背痛，肋间神经痛，慢性胃炎，眼睛干涩。

脾俞

位置　在背部，当第十一胸椎棘突下，旁开 1.5 寸。俯卧位取穴（图 1-16）。

功效主治　腹胀，腹痛，腹泻，呕吐，疲劳乏力，下肢酸沉。

胃俞

位置　在背部，当第十二胸椎棘突下，旁开 1.5 寸。俯卧位取穴（图 1-16）。

功效主治　胃痛，呃逆，呕吐，胃下垂，腹泻，便秘，腰背痛。

肾俞

位置　在背部，当第二腰椎棘突下，旁开 1.5 寸。俯卧位取穴（图 1-16）。

功效主治　腰膝酸痛，耳鸣，耳聋，尿频，月经不调，疲劳乏力。

大肠俞

位置　在腰部，当第四腰椎棘突下，旁开 1.5 寸。俯卧位取穴（图 1-16）。

功效主治　腰骶痛，坐骨神经痛，腹胀，腹痛，腹泻，便秘。

关元俞

位置　在腰部，当第五腰椎棘突下，旁开 1.5 寸（图 1-16）。

功效主治　腰痛，腹胀，泄泻，痢疾，遗尿，消渴，膀胱炎。

上髎

位置　在骶部，当髂后上棘和后正中线之间，正对第一骶后孔处。俯卧位取穴（图 1-16）。

功效主治　腰痛，月经不调，遗精，大小便不调。

次髎

位置　在骶部，当髂后上棘内下方，正对第二骶后孔处。俯卧位取穴（图 1-16）。

功效主治　腰骶痛，痛经，月经不调，盆腔炎。

中髎

位置　在骶部，次髎下内方，正对第三骶后孔处。俯卧位取穴（图 1-16）。

功效主治　腰痛，月经不调，便秘，下肢瘫痪。

下髎

位置　在骶部，中髎下内方，正对第四骶后孔处。俯卧位取穴（图 1-16）。

功效主治　腰骶痛，小腹痛，痛经，月经不调，白带多，便秘，腹泻。

膏肓

位置　在背部，当第四胸椎棘突下，旁开 3 寸。俯卧位取穴（图 1-16）。

功效主治　咳嗽，气喘，肩胛背痛，健忘，遗精，支气管炎，胸膜炎，神经衰弱，各种慢性虚损性疾病。

天宗

位置　在背部，当肩胛骨下窝中央凹陷处。坐位自然垂臂取穴（图 1-16）。

功效主治　肩痛，产后缺乳。

肩髎

位置　在肩部，当上臂外展或向前平伸时，肩峰前下方凹陷处。俯卧位取穴（图 1-16）。

功效主治　肩周炎，上肢瘫痪，半身不遂。

京门

位置　在侧腹部，当第十二肋骨游离端下方。侧卧位取穴（图 1-16）。

功效主治　腹痛，月经不调，慢性盆腔炎，带状疱疹。

命门

位置　在腰部，后正中线上，第二腰椎棘突下凹陷中。即正坐直腰，以两手中指按住脐心，左右平行移向背后，两指会合之处为本穴，正对脐中。俯卧位取穴（图 1-16）。

功效主治　腰痛，腰酸，腰部怕冷，月经不调，盆腔炎，阳痿，便秘，腹泻，尿频，胃下垂。

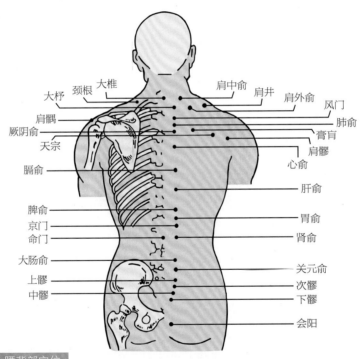

图 1-16　腰背部穴位

会阳

位置　在骶部，尾骨端旁开 0.5 寸。俯卧位取穴（图 1-16）。

功效主治　泄泻，便血，痔疾，阳痿，带下。

涌泉

位置　在足底部，卷足时足前部凹陷处，约当足底第二、三跖趾缝纹头端与足跟连线的前 1/3 与后 2/3 交点上。正坐位或仰卧位取穴（图 1-17）。

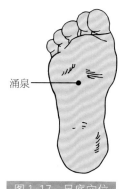

图 1-17 足底穴位

功效主治 头晕，失眠，高血压，下肢瘫痪。

丘墟

位置 在足外踝的前下方，当趾长伸肌腱的外侧凹陷处。正坐位或仰卧位取穴（图 1-18）。

功效主治 颈项痛，胸胁痛，下肢痿痹，疟疾，疝气，目赤肿痛，目生翳膜，中风偏瘫。

冲阳

位置 在足背最高处，当拇长伸肌腱和趾长伸肌腱之间，足背动脉搏动处。正坐位或仰卧位取穴（图 1-18）。

功效主治 口眼㖞斜，牙痛，癫痫，胃病。

太冲

位置 在足背侧，第一、二跖骨结合部之前的凹陷处。正坐位或仰卧位取穴（图 1-18）。

功效主治 痛经，月经不调，失眠，头痛，目赤肿痛，足痛，高血压。

行间

位置 在足背侧，第一、二趾间，趾蹼缘后方赤白肉际处。正坐位或仰卧位取穴（图 1-18）。

功效主治 痛经，头痛，足痛，高血压。

厉兑

位置 在足第二趾末节外侧，距趾甲角 0.1 寸（指寸）。正坐位或仰卧位取穴（图 1-18）。

功效主治 牙痛，咽喉肿痛，鼻衄，癫狂，热病，足背肿痛。

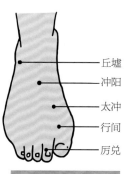

图 1-18 足部穴位

丘墟
冲阳
太冲
行间
厉兑

少泽

位置 在手小指末节尺侧，距指甲角0.1寸（指寸）。坐位取穴（图 1-19）。

功效主治　头痛，颈椎病，手指痛，耳聋，咽喉肿痛。

落枕

位置　在手背，在第二、三掌骨之间，掌指关节后约0.5寸处。坐位取穴（图1-19）。

功效主治　落枕，手臂痛，胃痛。

后溪

位置　在手掌尺侧，小手指近侧后的凹陷中。自然半握拳取穴（图1-19）。

功效主治　落枕，颈椎病，手指痛，耳聋，腰扭伤。

阳谷

位置　在腕背横纹尺侧端，当尺骨茎突与三角骨之间的凹陷处。坐位取穴（图1-19）。

功效主治　颈项痛，臂外侧痛，手腕痛，头痛，牙痛，耳鸣，耳聋，热病，癫痫。

外关

位置　在前臂，两骨之间，腕背横纹中点上2寸。坐位或仰卧位俯掌取穴（图1-19）。

功效主治　腕关节痛，手指痛，偏头痛，耳鸣，感冒。

支沟

位置　在前臂，两骨之间，腕背横纹中点上3寸。坐位或仰卧位俯掌取穴（图1-19）。

功效主治　便秘，腕关节痛，肋间痛，耳鸣，耳聋。

尺泽

位置　在肘部，肘部肘横纹上可以摸到一条很粗的肌腱，即肱二头肌肌腱，其拇指方向一侧，肌腱桡侧缘有一个凹陷，即是本穴。坐位取穴（图1-19）。

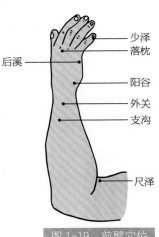

图1-19　前臂穴位

　　<u>功效主治</u>　感冒，咽喉肿痛，扁桃体炎，喉炎，咽炎，支气管炎，百日咳，支气管哮喘，肺炎，肺结核，胸膜炎，肋间神经痛，丹毒，胎位不正，麻疹，高血压，急性胃肠炎，肘关节及周围软组织疾患。

合谷

　　<u>位置</u>　在手背部，第二掌骨外侧中点处。自然半握拳取穴（图 1-20）。

　　<u>功效主治</u>　头痛，牙痛，便秘，咳嗽，面瘫，月经不调，手指痛。

阳溪

　　<u>位置</u>　在手背部，当大拇指向上跷起时，第一掌骨后的凹陷处。正坐位侧腕伸直前臂取穴（图 1-20）。

　　<u>功效主治</u>　手臂和腕关节痛，咽喉肿痛，牙痛。

手三里

　　<u>位置</u>　在前臂背面桡侧，肘横纹下 2 寸。正坐位侧腕伸直前臂取穴（图 1-20）。

　　<u>功效主治</u>　感冒，肘关节痛，咽喉肿痛，肠胃不适，痤疮。

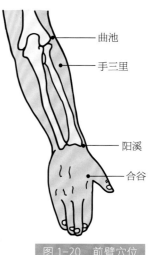

图 1-20　前臂穴位

曲池

　　<u>位置</u>　在前臂桡侧，肘横纹外侧端终点处。正坐位屈肘取穴（图 1-20）。

　　<u>功效主治</u>　感冒，便秘，肘关节痛，咽喉肿痛，高血压，肠胃不适，痤疮。

少海

　　<u>位置</u>　在肘前区，肘横纹内侧端与肱骨内侧髁连线的中点处。正坐位屈肘取穴（图 1-21）。

　　<u>功效主治</u>　肘关节痛，上肢麻木，胸痛。

列缺

　　<u>位置</u>　在前臂桡侧，当双手虎口交叉，食指尖所至凹陷处。屈肘、侧腕、掌心相对取穴（图 1-21）。

　　<u>功效主治</u>　咳嗽，咽喉肿痛，颈椎病，腕关节痛。

阳池

位置　在腕部，腕背横纹中，指伸肌腱外侧的凹陷处。坐位或仰卧位仰掌取穴（图1-21）。

功效主治　腕关节痛，手臂痛，咽痛。

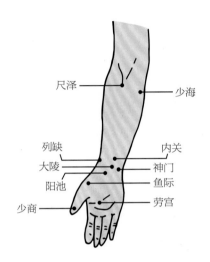

图1-21　前臂穴位

内关

位置　在前臂前区，腕横纹上2寸，在两筋正中间。伸臂仰掌取穴（图1-21）。

功效主治　腕关节痛，肠胃不适，心慌，胸闷。

大陵

位置　在前臂前区，腕掌横纹的中点处，掌长肌腱与桡侧腕屈肌腱之间。伸臂仰掌取穴（图1-21）。

功效主治　心痛，心悸，胃痛，呕吐，惊悸，癫痫，胸胁痛，腕关节疼痛。

神门

位置　在前臂前区，腕横纹内侧凹陷处。伸臂仰掌取穴（图1-21）。

功效主治　失眠，健忘，心慌，神经衰弱。

鱼际

位置　在手外侧，第一掌骨桡侧中点赤白肉际处。伸臂仰掌取穴（图 1-21）。

功效主治　咳嗽，咯血，咽喉肿痛，失音，小儿疳积。

劳宫

位置　在手掌心，第二、三掌骨之间偏于第三掌骨，握拳屈指时中指尖处。手心向上取穴（图 1-21）。

功效主治　口疮，口臭，口腔炎，鼻衄，中暑，手指麻木，心绞痛，高血压，小儿惊厥。

少商

位置　在手部，拇指末节桡侧，距指甲角 0.1 寸。拇指伸直取穴（图 1-21）。

功效主治　咽喉肿痛，咳嗽，气喘，鼻衄，发热，中暑，癫狂，手指麻木，小儿惊风。

梁丘

位置　在大腿前面，髌底外侧端上 2 寸。仰卧位或正坐屈膝取穴（图 1-22）。

功效主治　膝关节肿痛，下肢活动不利，消化不良，腹胀。

足三里

位置　在小腿前外侧，髌骨下缘的下方 3 寸，胫骨前缘旁开一横指。仰卧位或正坐屈膝取穴（图 1-22）。

功效主治　消化不良，便秘，疲劳，头晕，腹胀，膝关节痛。

阳陵泉

位置　在小腿外侧部，腓骨小头前下方凹陷中。仰卧位或侧卧位取穴（图 1-22）。

功效主治　膝关节痛，坐骨神经痛，下肢麻木，半身不遂，胁肋痛。

光明

位置　在小腿外侧部，当外踝尖上 5 寸，腓骨前缘。仰卧位或侧卧位取穴（图 1-22）。

功效主治　下肢麻木疼痛，膝关节痛，眼痛。

丰隆

位置　在小腿前外侧中点处，距胫骨前缘二横指。正坐位屈膝取穴（图 1-22）。

功效主治　咳嗽，哮喘，痰多，便秘，下肢痛。

膝眼

位置　在膝关节髌韧带两侧，内侧的称内膝眼，外侧的称外膝眼。屈膝取穴（图 1-22）。

功效主治　膝关节痛，腿痛。

鹤顶

位置　在膝关节上部，当髌底中点上方凹陷处。屈膝取穴（图 1-22）。

功效主治　膝关节痛，下肢无力。

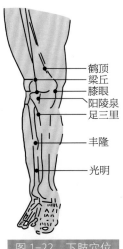

图 1-22　下肢穴位

公孙

位置　在足内侧缘，第一跖骨基底的前下方。仰卧位或正坐位平放足底取穴（图 1-23）。

功效主治　腹胀腹痛，消化不良，呕吐，嗜睡，失眠，足痛。

三阴交

位置　在小腿内侧，足内踝尖上 3 寸，胫骨内侧缘后方。正坐位或仰卧位取穴（图 1-23）。

功效主治　月经不调，痛经，失眠，高血压，消化不良，腹泻。

阴陵泉

位置　在小腿内侧，当胫骨内侧髁后下方凹陷处。正坐位或仰卧位取穴（图 1-23）。

功效主治　膝关节痛，腹胀，腹泻，疲乏无力，下肢酸胀。

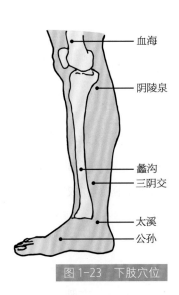

图 1-23　下肢穴位

血海

位置　在大腿内侧，当髌底内侧端上 2 寸。仰卧位或正坐位屈膝取穴（图 1-23）。

功效主治　月经不调，痛经，皮肤瘙痒，湿疹，膝关节痛，下肢内侧痛。

太溪

位置　在足内侧，当内踝尖与跟腱之间的凹陷处。仰卧位或正坐位平放足底取穴（图 1-23）。

功效主治　踝关节痛，足跟痛，月经不调，失眠，耳鸣，尿频，牙痛，头晕。

蠡沟

位置　在小腿内侧，当足内踝尖上 5 寸，胫骨内侧面的中央。正坐位或仰卧位取穴（图 1-23）。

功效主治　月经不调，赤白带下，小便不利，睾丸肿痛，子宫内膜炎，子宫脱垂。

环跳

位置　在臀部外侧，股骨大转子最高点与骶管裂孔连线的外 1/3 与中 1/3 的交点处。侧卧位取穴（图 1-24）。

功效主治　坐骨神经痛，髋关节痛，风疹，半身不遂。

委中

位置　在膝关节后侧腘窝内，当腘横纹中点处。俯卧位取穴（图 1-24）。

功效主治　腰腿痛，膝关节痛，湿疹，排尿不畅，半身不遂。

委阳

位置　在膝关节后侧腘窝处，当腘横纹外侧端。俯卧位取穴（图 1-24）。

功效主治　腰腿痛，膝关节痛，腹胀，小便不利。

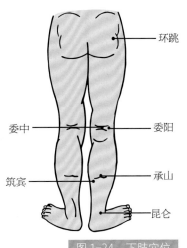

图 1-24　下肢穴位

筑宾

位置　在小腿内侧，太溪穴直上 5 寸，比目鱼肌与跟腱之间。俯卧位取穴（图 1-24）。

功效主治　癫痫，呕吐，疝气，小腿内侧痛。

承山

位置　在小腿后面正中，当伸直小腿或足跟上提时，小腿后侧肌肉凹陷处。俯卧位取穴（图 1-24）。

功效主治　腰腿痛，小腿肌肉痉挛，便秘，痔疮，下肢瘫痪。

昆仑

位置　在足部外踝后方，外踝尖与跟腱之间的凹陷处。俯卧位取穴（图 1-24）。

功效主治　踝关节痛，腰骶痛，坐骨神经痛，头痛，颈项痛。

大肠经

位置　在食指桡侧缘，从指尖至虎口成一直线。伸手取穴（图 1-25）。

功效主治　小儿腹泻、痢疾、便秘、脱肛。

脾经

位置　在拇指桡侧，由指尖至拇指根部。伸手取穴（图 1-25）。

功效主治　小儿腹泻、痢疾、便秘、食欲不振、黄疸。

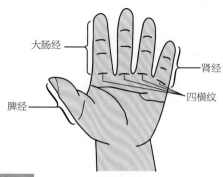

图 1-25　小儿常用手部穴位

肾经

位置　在小指末节掌面，稍偏尺侧，从小指尖至指跟呈一直线。伸手取穴（图1-25）。

功效主治　小儿体虚、五更泄泻、遗尿、虚喘、小便淋漓刺痛。

四横纹

位置　在掌面，食指、中指、无名指、小指第一指间关节横纹处。四指并拢取穴（图1-25）。

功效主治　小儿疳积、腹胀、腹痛、消化不良、惊风、喘证。

脊柱

位置　在背部，从大椎穴至长强穴成一直线。俯卧取穴（图1-26）。

功效主治　小儿发热、惊风、夜啼、疳积、腹泻、呕吐、腹痛、便秘。

七节骨

位置　在背部，从第四腰椎至尾骨上端成一直线。俯卧取穴（图1-26）。

功效主治　小儿泄泻、便秘、脱肛、遗尿。

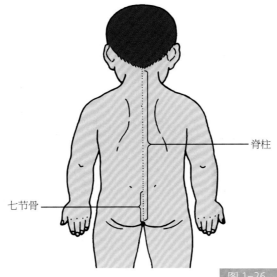

脊柱

七节骨

图1-26　小儿常用背部穴位

3. 必须掌握的中医按摩的基本手法

3.1 掌推法

　　以掌根着力于按摩的部位，指间关节伸直，腕关节略背伸，以肩关节为支点，上臂部主动施力，通过肘、前臂、腕一线协同用力，使掌根部向前做单方向直线推动（图 1-27）。注意用力均匀持续，运动速度要缓慢适中，着力部位要紧贴按摩部位。

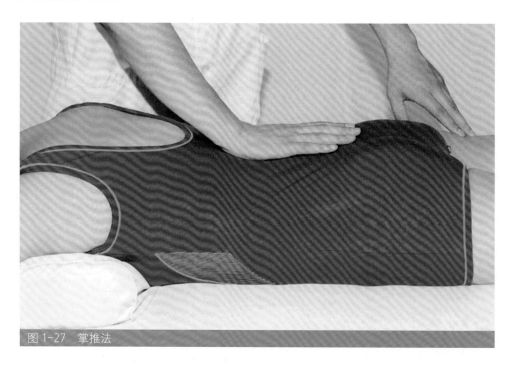

图 1-27　掌推法

3.2 指推法

用拇指、食指或中指的指端、螺纹面或偏锋着力于一定的受术部位，沉肩、垂肘、悬腕，通过腕部的摆动和拇指关节的屈伸活动，使产生的力持续地作用于经络穴位上（图1-28）。注意用力须均匀，由轻到重，动作应和缓而具有连贯性。

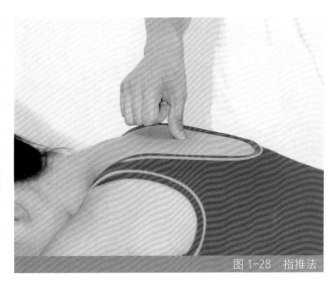

图1-28 指推法

3.3 分推法

用双手自按摩部位中部，分别向相反方向推开，称为分推法（图1-29）。根据按摩部位不同，又可分为拇指分推、掌分推等。注意用力均匀持续，着力部位要紧贴按摩部位。

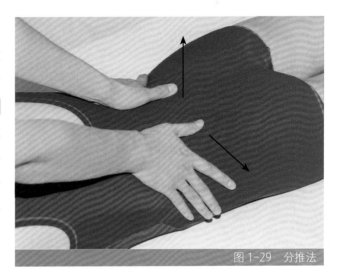

图1-29 分推法

3.4 掌揉法

以全掌或掌根为着力点进行按揉，多用于背部、腹部、臀部、四肢部（图1-30）。注意肘关节自然伸直或微屈，前臂发力，以腕关节连同前臂一起，带动吸定部位的组织一起做回旋运动，着力部位一定要吸定。

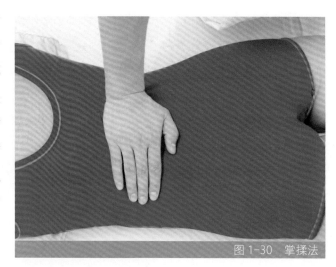

图1-30　掌揉法

3.5 掌摩法

是以手掌面吸附于一定部位或穴位上所做的有节律的抚摩的手法，常用于腹部、腰背部、四肢部（图1-31）。注意要腕关节放松，手掌自然伸直，附着于一定的部位或穴位上，用力平稳、均匀、自然，以轻柔为主。

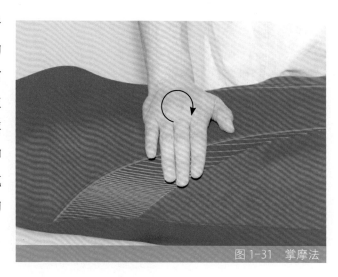

图1-31　掌摩法

3.6　指揉法

以手指指端或指腹为着力点进行按揉，多用于头面、胸腹、颈项及关节凹陷和全身穴位（图1-32）。注意腕部要放松，手指自然伸开，勿用力，前臂发力，以腕关节连同前臂一起，带动吸定部位的组织一起做回旋运动。

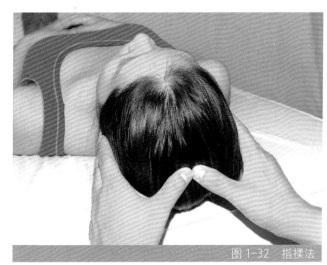

图 1-32　指揉法

3.7　指按法

握拳，拇指伸直或屈曲，以拇指指尖或偏锋按压某个部位（图1-33）。注意用力平稳，由轻到重，逐渐加力，不可使用暴力，不可突然加压或减压。

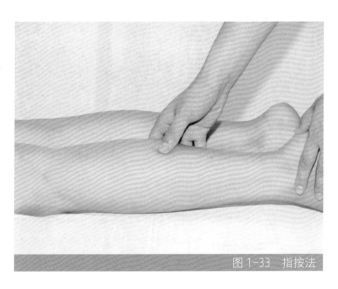

图 1-33　指按法

3.8 掌按法

沉肩，肘关节微屈，以掌根按压某个部位（图1-34）。注意要用力平稳，由轻到重，逐渐加力，不可使用暴力，不可突然加压或减压，着力部位要紧贴体表，不可移动。操作时往往要借用上身的力量。

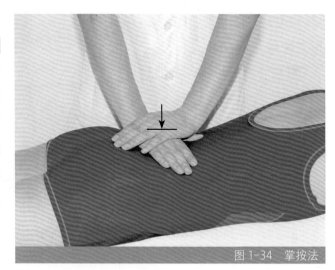

图1-34 掌按法

3.9 搓法

以双手掌面夹住一定部位，相对用力做快速前后交替运动，并同时做上下往返移动的手法（图1-35）。注意前后运动要快，上下运动要慢，且要有足够的压力，往返均要用力。

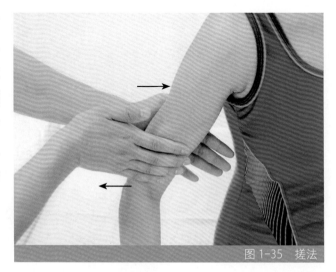

图1-35 搓法

3.10 掌擦法

即以全掌着力摩擦，多用于胸腹部、腰骶部和四肢（图1-36）。注意应沿直线运动，着力部分要紧贴皮肤，但不要过于用力，可使用润滑油等介质，用力要稳，动作要均匀连续。

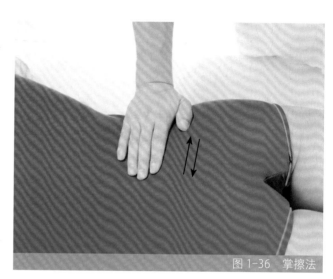

图1-36 掌擦法

3.11 鱼际擦法

以手部的大鱼际或小鱼际着力摩擦，多用于面部、肩背部及四肢部（图1-37）。注意着力部分要紧贴皮肤，用力要稳，动作要均匀连续，但不要过于用力，也可使用润滑油等介质。

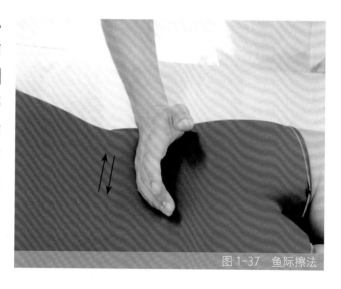

图1-37 鱼际擦法

3.12 拿法

拇指与其余四指对合呈钳形，施以夹力，以掌指关节的屈伸运动一紧一松地提拿一定的穴位或部位。因按摩部位不同，可与其他手法联合使用，如拿捏等（图1-38）。注意要以指掌侧用力，前臂静止发力，动作和缓而具有连贯性，用力由轻到重，再由重到轻，反复操作。

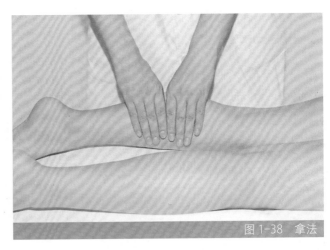

图1-38 拿法

3.13 㨰法

以手背靠近小指侧的部分或小指、无名指、中指的掌指关节为着力点，通过前臂的旋转摆动，连同腕关节做屈伸的连续动作，使产生的力持续作用于一定按摩部位或穴位上（图1-39）。注意掌背要紧贴体表，不能拖动、辗动或跳动，压力、频率和摆动幅度要均匀，动作要协调而有节律，压力平稳，动作协调，节奏均匀。

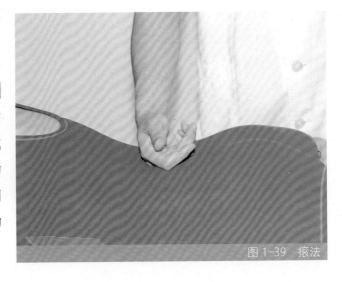

图1-39 㨰法

3.14 抖法

以手紧握住患者肢体远端，在一定的持续拉力下做快速连续不断的小幅度抖动。根据抖动部位不同，可分为抖上肢、抖下肢等（图1-40）。注意抖动时肢体要处于一定的牵拉力下，抖动幅度不宜过大，频率要快，抖动应从肢体远端传向近端。

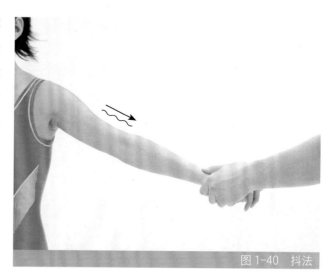

图1-40 抖法

3.15 捏脊法

双手食指、中指屈曲，双手食指桡侧面与拇指指腹相对，或拇指指腹与食指、中指指腹相对，提捏起脊柱两侧皮肤，自尾骶向上边推边捏边放，直到大椎穴（颈后平肩的骨突部位）（图1-41）。注意要用力适中，不可拧转，双手交替连续直线前进。

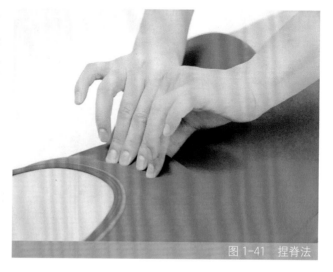

图1-41 捏脊法

4. 中医按摩的适用范围和注意事项

中医按摩是指在中医理论的指导下，运用手法作用于患者体表的穴位或特定部位、运动患者的肢体或引导患者按一定步骤运动肢体，以达到治疗及预防疾病的一种物理治疗方法。

中医按摩具有操作方便、适用范围广、疗效好、无创伤、安全、经济等特点。

4.1 中医按摩的好处

（1）可以帮助家人有效应对常见的疾病，用简便的手法达到家庭成员之间自我治疗和保健的目的。

（2）可以帮助家人调整和改善身体功能，及时纠正处于"亚健康"的身体状态。

（3）可以帮助家人促进身体血液循环，加强新陈代谢，保持身体活力，防止老化。

（4）可以帮助家人增进内分泌平衡，促进体内毒素和代谢废物的排泄，提高身体的免疫力，预防疾病的发生。

（5）可以帮助家人放松身体，舒缓肌肉酸痛，消除疲劳，缓解精神压力。

（6）可以帮助家人改善睡眠，提高睡眠质量，能够带着舒缓放松的感觉进入梦乡，充分休息，工作时精力更加充沛。

（7）可以帮助家人促进肠胃功能，改善消化不良，增进食欲。

（8）可以帮助家人有效促进腰肌劳损、肩周炎、腿痛、颈椎病、关节炎、半身不遂、白带异常、乳腺增生、前列腺炎等慢性疾病的康复，对手术和放疗后患者的康复也有明显的促进作用。

（9）局部按摩可以帮助家人消耗多余的脂肪，达到减肥美体的目的；同时还可协助排出皮肤中的垃圾（代谢废物），增强皮肤活力和弹性，有利于皮肤美容和养颜。

（10）如果是伴侣间进行按摩，还可以按摩对方身体的敏感部位，如乳房、会阴部穴位，对于一些难以启齿的病症，比如阳痿、早泄、性冷淡等疾病，既可以起到很好的辅助治病作用，还可以让双方享受到更多的私密情趣，增进相互间的感情，促使夫妻生活更加亲密与和谐（图1-42）。

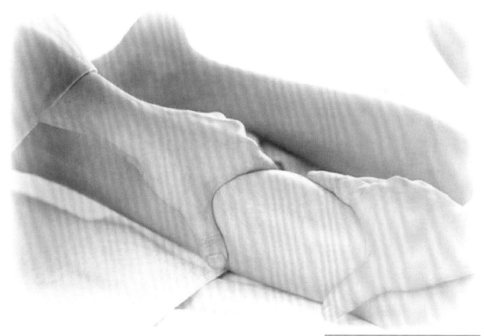

图1-42　中医按摩好处很多

4.2　中医按摩的基本要领

中医按摩应掌握以下要领：

（1）持久：手法操作运用要有足够的时间。时间的长短因病情而异。

（2）均匀：在应用手法时，必须要有一定的稳定性、节律性，达到速度和力量的均衡。

（3）有力：手法操作时需根据患者病情、操作部位及体质选择一定的力度。

（4）柔和：手法在应用过程中应舒适轻快、变换自如。

（5）深透：手法要有一定的渗透性，以达到病变部位（图1-43）。

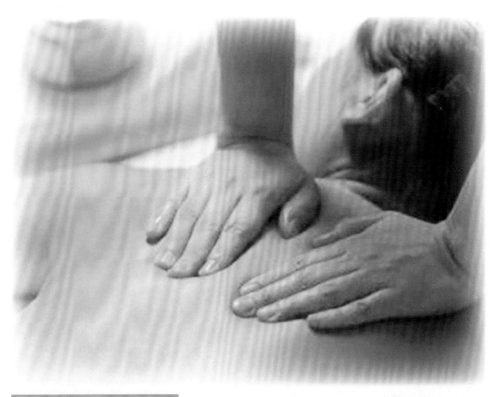

图1-43　中医按摩须掌握要领

4.3　哪些疾患适合中医按摩

中医按摩的适用范围比较广泛，以下几个方面的疾病比较适合中医按摩：

（1）软组织急性损伤类疾病，如牵拉伤、落枕、腰扭伤等。

（2）骨关节退行性改变类疾病，如颈椎病、腰椎间盘突出症、膝关节骨性关节炎等。

（3）肌肉劳损类疾病，如背肌筋膜炎、功能性颈腰背痛等。

（4）内科诸症，如头痛、失眠、高血压、糖尿病、便秘、胃痛、中风后遗症等。

（5）妇科诸症，如月经不调、痛经、更年期综合征等。

（6）儿科诸症，如小儿肌性斜颈、脑瘫、遗尿、腹泻、厌食等。

（7）保健按摩。

4.4　哪些情况不适合中医按摩

有以下情况时，一般不适合进行中医按摩：

（1）局部皮肤有病变或有开放性的软组织损伤，如外伤出血、烧烫伤、溃疡、皮炎等，不宜进行按摩。

（2）骨折和脱位早期、瘫痪初期以及急性软组织损伤24～48小时内，不宜进行按摩。

（3）患有某些感染性病症，如骨结核、丹毒、骨髓炎、化脓性关节炎等，不宜进行按摩。

（4）患有全身性传染病，如肝炎、肺结核等，不宜进行按摩。

（5）患有各种出血性疾病，如便血、尿血、呕血、咯血等，不宜进行按摩。

（6）患有严重的心、肝、肺、肾脏疾病及肿瘤，且病情危重者，不宜进行按摩。

（7）有骨质疏松、骨结核、骨肿瘤等病理性骨折因素者，不宜进行按摩。

（8）孕妇的腰部、腹部、臀部，不宜进行按摩。

（9）女性的月经期，不宜进行按摩。

（10）年老体弱、久病体虚、过度疲劳、过饥过饱、醉酒之后、精神失常者，不宜进行按摩。

4.5 中医按摩时的注意事项

（1）按摩时要保持按摩动作的连贯和均匀，按摩的动作一定要轻柔而缓慢，按摩的手要始终不离开被按摩者的皮肤。

（2）在家人相互按摩时，按摩的一方可以不时地询问另一方有何感受以及需要什么，而被按摩的一方要把自己的感受，特别是喜欢按摩哪个部位、采用什么按摩手法和力度较好随时告知按摩者。除此之外，不宜讲更多的话，而应把注意力集中在彼此的感受和体验上。

（3）按摩的力度应由轻到重，用力要恰当，过小起不到应有的刺激作用，过大按摩者易产生疲劳，且易损伤对方皮肤。要摸索着学会用巧力，重得舒适，轻得实在，也即中医讲的"重而不滞，轻而不浮"。男性肌肉结实，按摩时要稍微加大力量或者延长按摩时间；女性肌肤娇嫩，按摩时用力要适当控制。按摩开始的时候，一般先用比较柔和的手法，然后逐渐加强，直至达到被按摩者能忍受的最大强度。按摩结束时，力度再由强到弱，不要从强突然停止，以使被按摩者有个适应的过程。特别是在按摩穴位时，要有"得气"感，即酸、胀、沉的感觉，这种感觉以通达深处为好。

（4）在按摩时，要注意按摩部位和强度的关系，如腰部、背部、臀部及四肢外侧可以稍加重力度；反之，前胸、腹部及四肢内侧则应采用轻柔的手法。

（5）实施按摩的一方应根据具体的按摩部位而选择适当的体位，要既有利于发挥手法的作用，又使被按摩者接受按摩时感到舒适（图1-44）。比如，给患肩周炎的家人按摩时，可让被按摩者坐在椅子上或坐在床边，实施按摩的一方站在其有病的一侧。

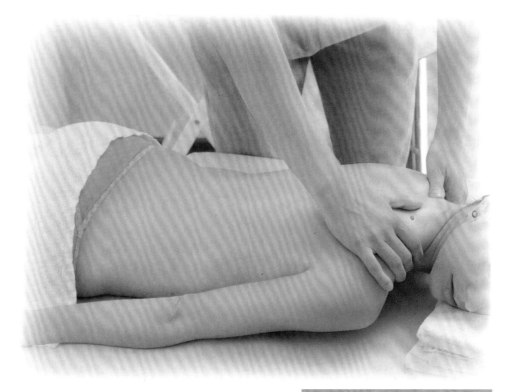

图1-44 按摩时要选择适当的体位

（6）在按摩时，要注意用力的方向。所谓方向，就是手法是向心还是离心，是顺时针还是逆时针，是向左还是向右。这些都应有明确的概念，假如方向颠倒，不但起不到治疗作用，反而有可能使病情加重（图1-45）。

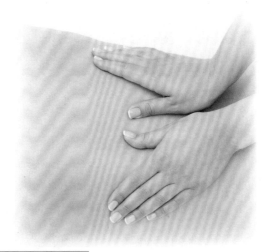

图 1-45　按摩时要注意力度和方向

4.6 中医按摩前需做好的准备

（1）按摩时，房间内要温暖、安静而舒适，室内光线不要太亮，最好开一盏暖色而光线柔和的灯。如果能再准备一个熏香炉，里面倒少许芳香精油，并加热，使香味四溢，则效果更佳（图 1-46）。

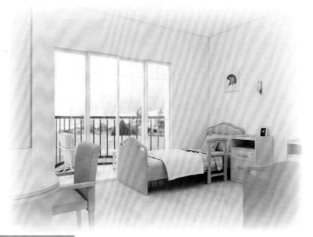

图 1-46　按摩时环境要舒适

（2）一般可在家里的床上或椅子上进行按摩，床的弹性要适中，如果床垫不够硬，床过于松软，可能不便操作，也可以在铺上垫子或毛毯的地板上进行。还可以预先在旁边放几个小枕头，以便操作过程中垫在头部、膝盖、盆骨、足踝下面。

（3）体位要尽可能舒服和放松，可只穿贴身的睡衣和睡裤。再预备一条柔软的浴巾，以备按摩之后盖（图1-47）。

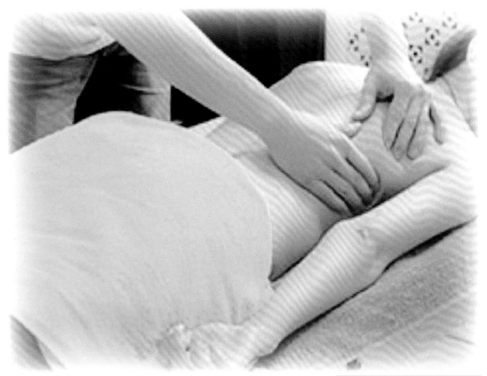

图1-47　按摩体位要放松

（4）最好准备一些润滑油，以利于按摩时手掌在被按摩者皮肤上的滑动。一般可选择吸收较慢的润滑油，如杏仁油、葵花油或者椰子油。如果天气凉，在开始按摩之前，可先把润滑油放在热水中稍微加热。按摩时最好把润滑油涂抹在手掌上，而不要直接滴落在对方的皮肤上（图1-48）。

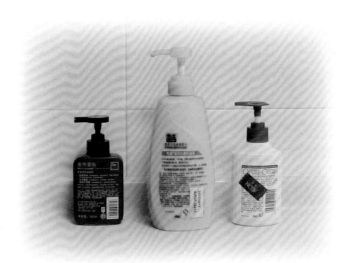

图 1-48　按摩时要准备一些润滑油

（5）按摩者如果手上有戒指、手链等饰物，应取下来。注意指甲也不要太长。被按摩者要排空大小便。

（6）可在按摩时播放一些轻柔、欢快的音乐，声音低低的，可以营造温馨的氛围（图 1-49）。

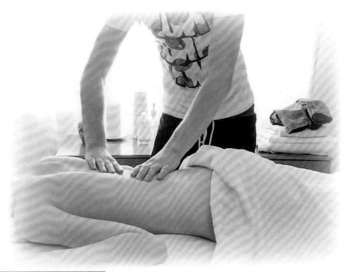

图 1-49　按摩时的氛围要轻松

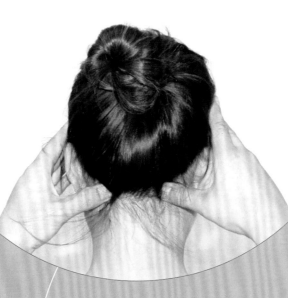

下篇
中医按摩有特效的病痛

1. 感冒鼻塞

感冒时，鼻黏膜受炎症刺激而发生肿胀，并有炎症渗出，从而可造成鼻腔阻塞。

中医认为，感冒鼻塞是风寒或风热之邪乘虚外袭皮毛，内犯于肺，则肺失宣肃，风寒或风热邪毒壅遏鼻窍而为病。

中医按摩可以祛风解表，通利空窍，促进鼻部血液循环，十分有利于缓解感冒鼻塞，并加快感冒的恢复。

选穴

可选迎香、风池、肺俞、合谷穴。

按摩手法

（1）摩擦鼻翼

让家人坐在椅子上或仰卧在床上，用食指和中指合力摩擦鼻翼两侧，共30秒，以透热为宜（图2-1）。

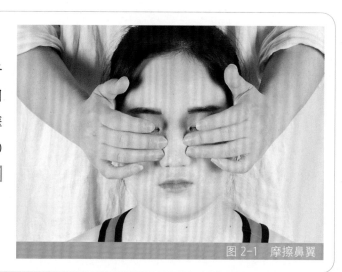

图 2-1　摩擦鼻翼

（2）点揉迎香穴

让家人仰卧在床上，用拇指稍用力点揉迎香穴，共1分钟（图2-2）。

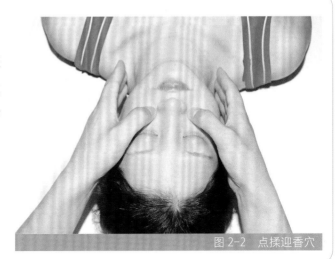

图2-2　点揉迎香穴

（3）点按风池穴

让家人坐在椅子上，用单手自上而下拿揉颈部肌肉（图2-3），同时点按风池穴，共30秒（图2-4）。

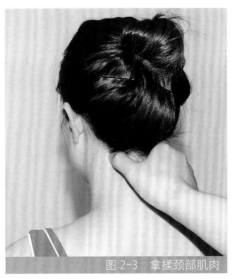

图2-3　拿揉颈部肌肉

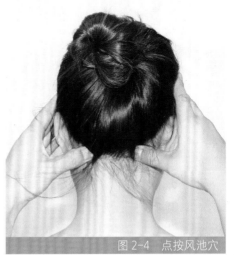

图2-4　点按风池穴

（4）点按肺俞和合谷穴

让家人坐在椅子上，用拇指点按肺俞穴、合谷穴，各30秒（图2-5，图2-6）。

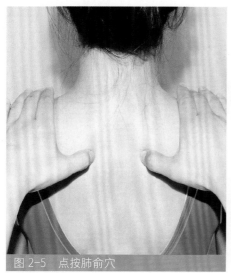

图2-5　点按肺俞穴

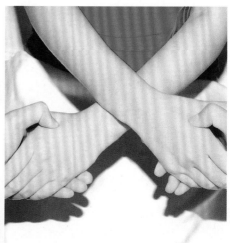

图2-6　点按合谷穴

提示

（1）按摩时要尽量达到局部酸胀的感觉，效果最好。

（2）面部皮肤较薄，在面部进行手法操作时手法应轻缓，以免损伤皮肤。

（3）本手法临时通气效果好，可随时随地帮助家人按摩，可作为辅助治疗反复操作，每天可多做几次。

2. 慢性咽炎

　　慢性咽炎是咽部的慢性炎症，主要表现为咽部不适，如干燥、刺痛、瘙痒、异物感等，讲话过多、情绪波动或天气变化时症状常常会加重。

　　中医认为，本病是因脏腑之阴阳气血津液失调，咽喉失养，肺气不利，肺脏中津液不足，气血痰浊郁滞所致。

　　中医按摩能宣通肺气，消炎散肿，促进咽部血液循环，消除黏膜炎症，解除咽部肌肉痉挛，对慢性咽炎的治疗效果十分理想。

选穴

可选中府、天突、大椎、肺俞穴。

按摩手法

（1）点按天突穴

　　让家人仰卧在床上，用单掌自上而下推胸骨 3～5 遍（图 2-7），拇指点按天突穴 30 秒（图 2-8）。

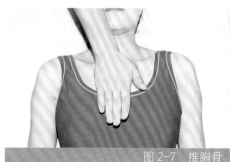

图 2-7　推胸骨

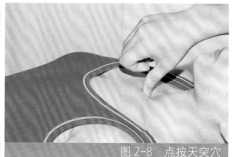

图 2-8　点按天突穴

（2）点按中府穴

　　让家人仰卧在床上，用拇指自内而外分推胸部 3 ~ 5 遍（图 2-9），点按中府穴 30 秒（图 2-10）。

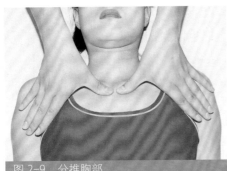

图 2-9　分推胸部

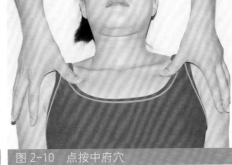

图 2-10　点按中府穴

（3）点按大椎和肺俞穴

　　让家人俯卧在床上，用单手自上而下拿揉颈部肌肉（图 2-11），点按大椎穴、肺俞穴，各 30 秒（图 2-12，图 2-13）。

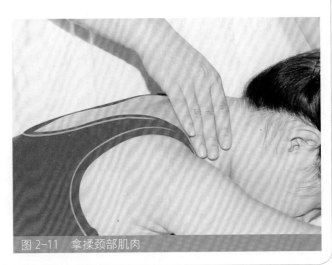

图 2-11　拿揉颈部肌肉

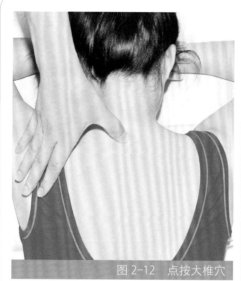

图 2-12　点按大椎穴

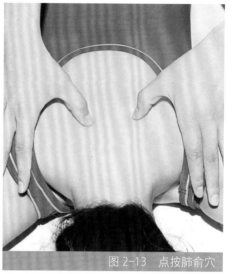

图 2-13　点按肺俞穴

（4）滑摩喉部

让家人坐在椅子上，用拇指和食指在喉部两侧轻柔地上下滑动（图 2-14）。

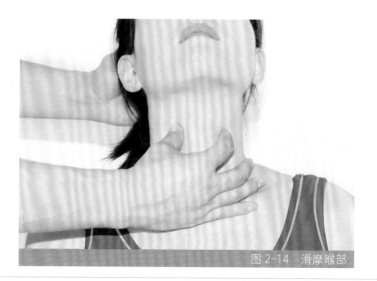

图 2-14　滑摩喉部

提示

（1）因中府穴和天突穴比较敏感，故按摩手法应轻柔舒缓。

（2）患者应注意防寒保暖，预防感冒，并避免辛辣食物。

3. 呃逆

呃逆俗称打嗝，西医称为膈肌痉挛，多由饭后感受寒凉或进食急促等原因所引起。

中医认为，本病多由邪气积滞，暴怒气逆或用药不当，进食生冷或饮食过快，使胃膈之气失去肃降，逆而上冲所致。

值得一提的是，如果病情危重的人出现顽固性呃逆，常常提示预后不良，所以对顽固性呃逆一定要找医生及时诊治。

对于偶然发作的单纯性呃逆，中医按摩可以理气和胃、降逆止痉、松弛膈肌，具有明显功效。

选穴

可选膈俞、肝俞、下脘、肩井、内关穴。

按摩手法

（1）点按膈俞穴

让家人俯卧在床上，用双手自上而下按揉脊柱两侧3～5遍（图2-15），点按膈俞穴和肝俞穴各30秒（图2-16，图2-17）。

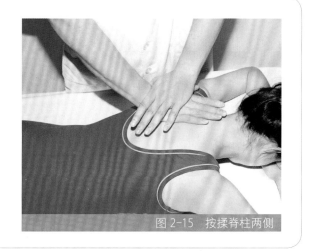

图2-15　按揉脊柱两侧

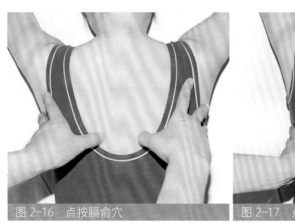

图 2-16　点按膈俞穴

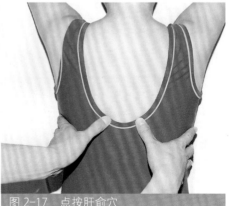

图 2-17　点按肝俞穴

（2）点按下脘穴

让家人仰卧在床上，用双手自内而外分推胁肋，反复操作 3 ~ 5 遍（图 2-18），点按下脘穴，共 30 秒（图 2-19）。

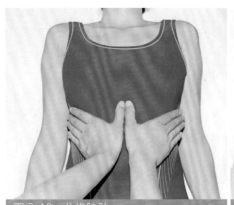

图 2-18　分推胁肋

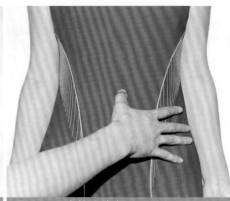

图 2-19　点按下脘穴

（3）拿揉颈部肌肉

让家人坐在椅子上，用单手自上而下拿揉颈部肌肉 3 ~ 5 遍（图 2-20）。

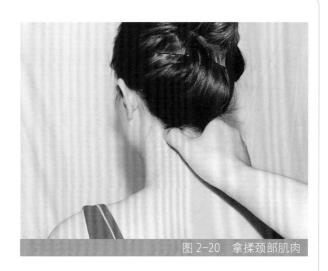

图 2-20　拿揉颈部肌肉

（4）点按内关穴

让家人坐在椅子上，用双手拿揉肩部，反复操作 3 ~ 5 遍（图 2-21），拇指点按内关穴，共 30 秒（图 2-22）。

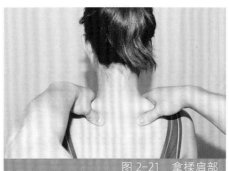

图 2-21　拿揉肩部

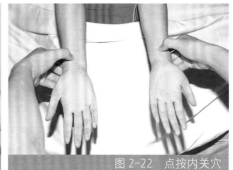

图 2-22　点按内关穴

提示

（1）按摩时应稍用力，以对方稍有酸胀痛感而不感觉疼痛难忍为度。

（2）通常 2 ~ 5 分钟即可起效，止嗝后可继续按摩 3 ~ 5 分钟。

（3）以上介绍的手法都有很好的止呃作用，如某一手法使用后呃逆停止，可不必完成全部操作过程。

（4）还可尝试其他一些自行止呃的方法，如连续做吞咽动作、刺激咽部做干呕动作、憋气做俯卧撑等，往往也有效。如呃逆持续发作或发生在胸腹部手术后，则应及时到医院诊治。

4. 头痛

　　头痛非常常见，而引起头痛的原因很多。常见的头痛大致可分成三类：一是因为头颈部肌肉的收缩所造成，这是所有的头痛中最常见的一种，往往因工作压力或家庭压力增加而变得更厉害，它也可能因为走路或睡觉姿势不正确，或是埋首工作太久而引起；二是偏头痛，是因为头部血管的收缩而引起，一般不会持续很久，有时会因压力的突然增加或消失而发作，如进到一个陌生环境，或是繁重的工作结束准备去度假时发作；三是头部、眼睛、耳朵，甚至牙齿疾病所引起的头痛，比较少见，不同的疾病也会伴随着不同的症状。

　　中医认为，头痛多因起居不慎、感受风寒湿热等外邪上犯于头，清阳之气受阻，气血不畅，阻遏络道而发；情志郁怒、长期精神紧张忧郁，肝气郁结，肝失疏泄，也可引起头痛；先天禀赋不足或劳欲伤肾，阴精耗损，或年老气血衰败，或久病不愈，产后、失血之后，气血不能上营于脑，髓海不充，也可致头痛；另外，饮食不节，暴饮暴食，劳伤脾胃，以致脾阳不振，聚而痰湿内生，清窍为痰湿所蒙，可致脑失清阳、脉络失养，也是头痛常见的原因。

　　中医按摩可以放松头颈肩部肌肉，改善头部血液循环，清醒头脑，能起到较好的缓解头痛的作用，适用于感冒、中暑、神经性或睡眠不足等非器质性病理变化所引发的头痛。

选穴

　　可选印堂、太阳、百会、肩井穴。

按摩手法

（1）抹印堂穴

　　让家人坐在椅子上，用食指交替从印堂穴至前发际做抹法，反复操作，共 3 ~ 5 遍（图 2-23）。

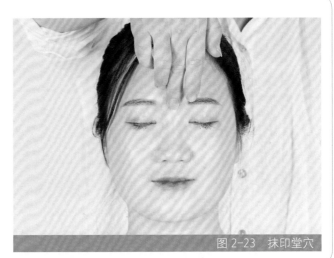

图 2-23　抹印堂穴

（2）点揉太阳穴

　　让家人坐在椅子上，用双手中指由内而外分推前额 3 ~ 5 遍（图 2-24），再用拇指点揉太阳穴 30 秒（图 2-25）。

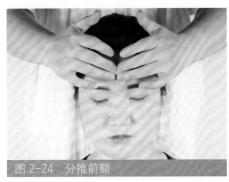

图 2-24　分推前额

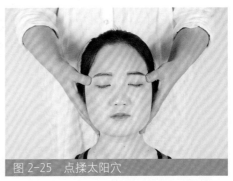

图 2-25　点揉太阳穴

（3）点按百会穴

让家人仰卧在床上，用五指分开自前发际向后做推法，反复操作 3 ~ 5 遍（图 2-26），用拇指点按百会穴，共 30 秒（图 2-27）。

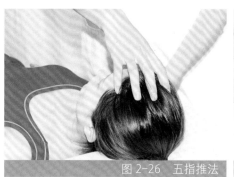

图 2-26　五指推法

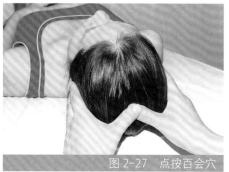

图 2-27　点按百会穴

（4）拿揉头两侧

让家人坐在椅子上，用双手自前向后拿揉头部两侧，共 3 ~ 5 遍（图 2-28）。

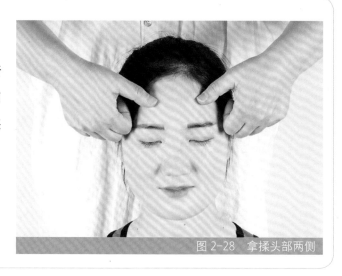

图 2-28　拿揉头部两侧

（5）拿揉颈部

让家人仰卧在床上，用单手自上而下拿揉颈部，反复操作3～5遍（图2-29）。

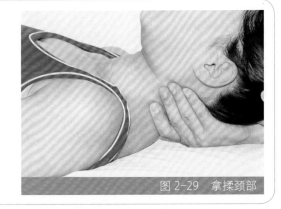

图2-29　拿揉颈部

（6）拿揉肩部

让家人仰卧在床上，用双手自内向外拿揉肩部，反复操作3～5遍（图2-30）。

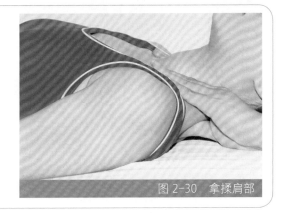

图2-30　拿揉肩部

提示

（1）按摩手法不宜用力过重，有酸胀舒适感即可。

（2）若在头痛（包括全头痛和偏头痛）突然发作时，立刻请家人帮助按摩，多数人可起到立竿见影的效果。

（3）以上手法只适用于紧张性头痛，其他原因导致的头痛应及时就医。突发头部剧痛者，头痛伴有呕吐、恶心者，头痛伴有肢体症状或眼、耳功能障碍者以及外伤后发作者，都不适合用本法治疗。

（4）紧张性头痛与精神因素相关，放松心情、自我减压在本病的治疗中十分重要。

5. 失眠

失眠是指种种原因造成的入睡困难、睡眠深度过浅或频度过短、早醒及睡眠时间不足或质量差等，可伴随头晕、头痛、神疲乏力、心悸、健忘等症状，原因主要包括环境、躯体、精神、情绪等因素。

中医认为，失眠主要为脏腑机能紊乱及内在因素影响体内气血运行和阴阳平衡所致，如体弱、忧虑、抑郁等，有时也与饮食有关。

中医按摩可以镇静安神、宽胸理气、清心安神、平衡阴阳，能有效缓解失眠。

选穴

可选心俞、肝俞、脾俞、肾俞、太阳、百会、神庭、内关、神门穴。

按摩手法

（1）点按双侧心俞、肝俞、脾俞、肾俞穴

让家人俯卧在床上，用手掌自上而下按揉脊柱两侧（图 2-31），反复操作 3 ~ 5 遍；拇指点按双侧心俞、肝俞、脾俞、肾俞穴，各 30 秒（图 2-32 ~ 图 2-35）。

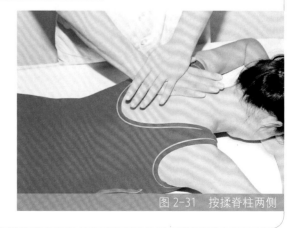

图 2-31 按揉脊柱两侧

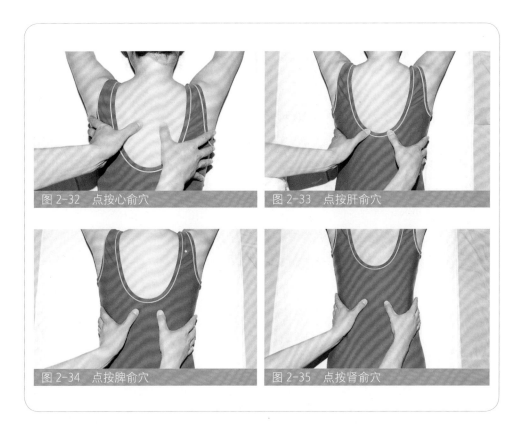

图 2-32 点按心俞穴

图 2-33 点按肝俞穴

图 2-34 点按脾俞穴

图 2-35 点按肾俞穴

（2）拿揉下肢

让家人俯卧在床上，用双手自上而下拿揉下肢，共 3 ~ 5 遍（图 2-36）。

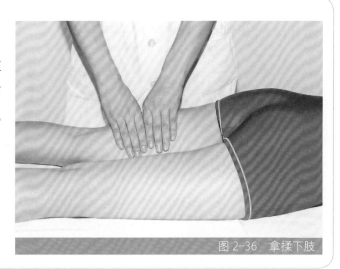

图 2-36 拿揉下肢

（3）按揉太阳穴

让家人坐在椅子上，用双手中指由内而外分推前额，共5～10遍（图 2-37）；拇指按揉太阳穴，共30秒（图2-38）。

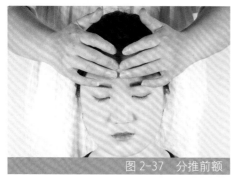

图 2-37 分推前额

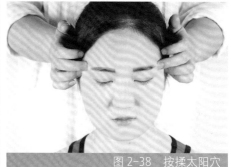

图 2-38 按揉太阳穴

（4）按压神庭至百会穴

让家人坐在椅子上，用双手自前向后拿揉头部，共3～5遍（图2-39），然后用双拇指交替按压自神庭穴至百会穴一线，共3～5遍（图2-40，图2-41）。

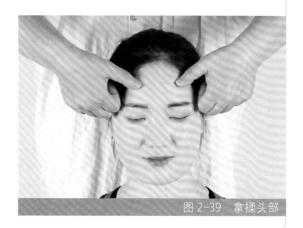

图 2-39 拿揉头部

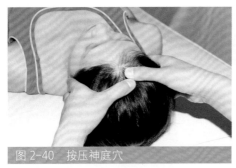

图 2-40　按压神庭穴

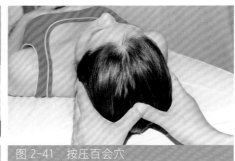

图 2-41　按压百会穴

（5）摩腹

让家人仰卧在床上，用手反复摩腹，共 30 ~ 60 秒（图 2-42）。

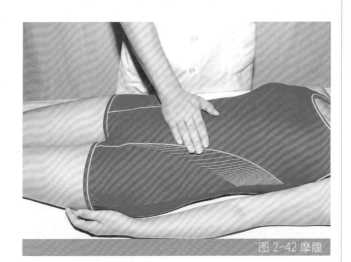

图 2-42 摩腹

（6）点按内关穴和神门穴

让家人仰卧在床上，用手掌自上而下按压前臂内侧（图2-43），然后用拇指点按双侧内关穴、神门穴，各30秒（图2-44，图2-45）。

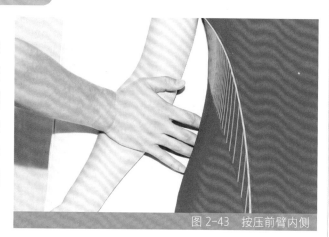

图 2-43　按压前臂内侧

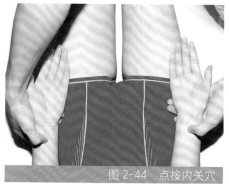

图 2-44　点按内关穴

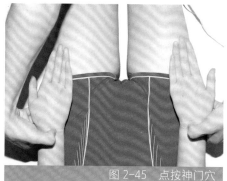

图 2-45　点按神门穴

提示

（1）按摩时切忌用叩砸、提弹等容易引起精神兴奋的手法。

（2）失眠与精神、情绪密切相关，故应保持心情舒畅，防止过度思虑和郁怒。同时应生活规律，保持睡眠环境安静，避免饮用浓茶、咖啡等刺激性饮料。

（3）以上手法不适用于因心脑血管疾病、消化系统疾病、呼吸系统疾病等所致的继发性失眠，此类失眠应及时就医，治疗原发病。

6. 晕车

一般常说的晕车是指乘坐汽车、轮船、飞机时，经受震动、摇晃的刺激，人体内耳迷路不能很好地适应和调节机体的平衡，使交感神经兴奋性增强导致的神经功能紊乱，可引起眩晕、恶心、呕吐等症状。

中医认为，晕车与髓海失聪、督脉空虚、脑内气血供养不足或脑内气血运行受到阻碍导致平衡功能障碍有关，多发生于小孩，因为小孩形气未充，等脑部发育正常后一般会自然痊愈。成年人晕车一般与休息不充分、食物吃得过多或长期不接触这些快速运动工具、适应能力差有关。

中医按摩可以宁心安神、宣痹解郁、宽胸理气、降逆止呕，促进头部气血运行，改善内耳平衡功能，对晕车可收立竿见影之效。

选穴

可选太阳、百会、风池、内关、合谷穴。

按摩手法

（1）揉按太阳穴

让家人坐在椅子或其他舒适的地方，用双手中指揉按太阳穴，共1分钟（图2-46）。

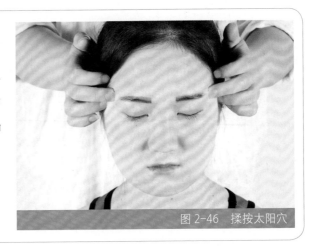

图2-46 揉按太阳穴

（2）捻揉耳廓至耳垂

让家人坐在椅子或其他舒适的地方，用双手拇指、食指捻揉耳廓至耳垂，共3～5遍（图2-47）。

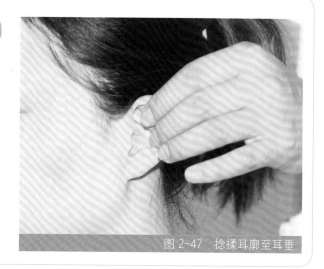

图2-47　捻揉耳廓至耳垂

（3）按揉百会穴和风池穴

让家人坐在椅子或其他舒适的地方，用拇指按揉百会、风池穴，各1分钟（图2-48，图2-49）。

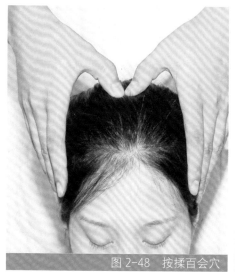

图2-48　按揉百会穴

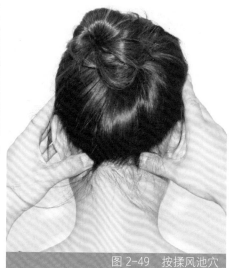

图2-49　按揉风池穴

（4）按揉内关穴和合谷穴

让家人坐在椅子或其他舒适的地方，用拇指按揉内关穴、合谷穴，各1分钟（图2-50，图2-51）。

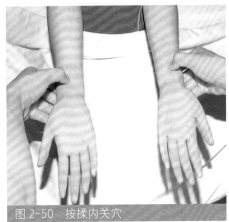

图2-50　按揉内关穴

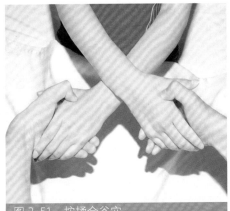

图2-51　按揉合谷穴

提示

（1）按摩时须考虑对方的耐受程度，当对方感觉到有明显酸胀感时，就可停止。

（2）晕车时患者常感觉变得异常敏感，故按摩手法应轻柔和缓，动作幅度应小，并避免晃动。

（3）在家人开始有晕车的表现时，就可以进行按摩。

（4）有晕车史的患者应在长途旅行前保持良好睡眠和清淡饮食，并避免劳累。

（5）常晕车的人在乘车前可采取适当预防措施，如外用风油精、听轻音乐、开窗通风等。平时可多做平衡功能训练，如旋转、跳跃等，并增强体质。

7. 耳鸣

耳鸣是指在缺乏外部声源的情况下，耳内或颅内产生的如蝉鸣、电流、哨音或如潮汐、雷声或风声等不成形的异常声幻觉，这种声音感觉可以是一种或一种以上，并且持续一定的时间。耳鸣本身并不是一种疾病，它是一些疾病的症状。耳鸣常为持续性，多时轻时重，常于劳累、情绪波动、生活规律改变时加重。严重的耳鸣患者可伴有听力下降、眩晕、恐惧感，并影响入睡，长期耳鸣可严重影响患者的生活质量和工作效率。

耳鸣的成因比较复杂，一般认为与噪声及长期使用耳机等损害了中耳传导功能和听神经，或过度劳累和情绪紧张造成神经系统张力过高，引发听神经痉挛和过度兴奋，或耳结构疾病，如中耳炎、迷路炎、外耳道炎、外耳道异物、耵聍栓塞、中耳积液、咽鼓管功能不良以及内耳微循环障碍、血管痉挛、血管狭窄，或药物的副作用等因素有关。

中医认为，耳鸣是由于体内气机运行失调，气逆上冲而导致自觉耳部鸣响的现象。

中医按摩可以降逆清热，放松耳周肌肉，平衡耳内外压力，所以对常见耳鸣有较好的效果。

选穴

可选耳门、听宫、听会、风池、翳风穴。

按摩手法

（1）点揉耳门、听宫、听会穴

让家人仰卧在床上，用食指、中指点揉耳门、听宫、听会穴，各30秒（图2-52）。

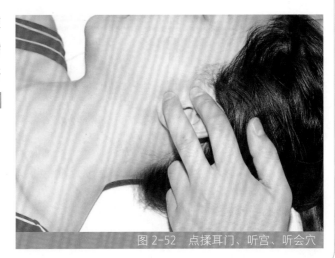

图2-52 点揉耳门、听宫、听会穴

（2）揉捻耳廓

让家人仰卧在床上，用拇食指自上而下揉捻耳廓至耳垂，反复操作3～5遍（图2-53）。

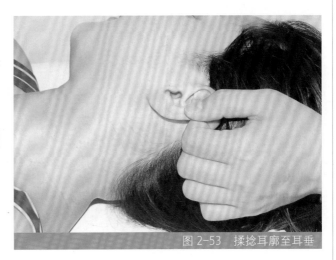

图2-53 揉捻耳廓至耳垂

（3）中指插耳

让家人仰卧在床上，用中指指尖插入耳孔轻轻揉动，后迅速拔出，反复操作3～5遍（图2-54）。

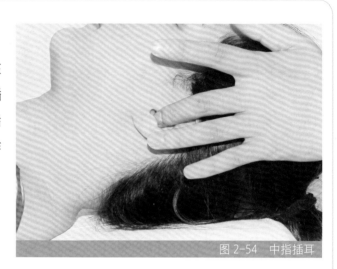

图2-54　中指插耳

（4）点按风池和翳风穴

让家人坐在椅子上，用单手自上而下拿揉颈部肌肉（图2-55），拇指点按风池、翳风穴各30秒（图2-56，图2-57）。

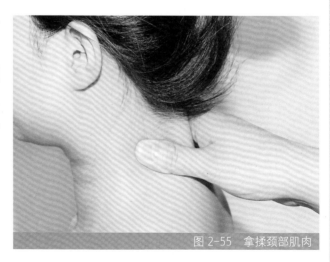

图2-55　拿揉颈部肌肉

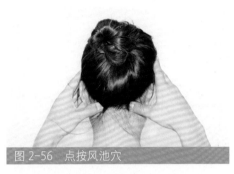
图 2-56　点按风池穴

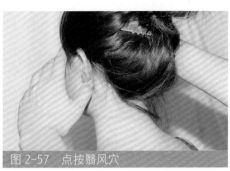
图 2-57　点按翳风穴

提示

（1）对于突发性耳鸣或听力下降，应及时到医院进行检查，排除耳实质性损害及感染等致病原因后，才能按以上手法按摩。

（2）耳鸣者应主动远离噪声，保持规律的生活方式，避免发怒、悲伤等情绪波动，多听轻音乐，减少对耳鸣的注意，避免过度紧张。

8. 便秘

便秘虽然不能算是一种疾病，但还是会给患者带来很大困扰甚至严重危害。长期便秘可以引起很多疾病，如痔疮、肛裂、结肠癌等，严重的还可能诱发心绞痛、心肌梗死、脑出血等。不少人还可导致皮肤暗沉和痤疮。便秘可分为器质性便秘和功能性便秘。器质性便秘主要是与消化道的阻塞、炎症，内分泌和代谢紊乱以及神经系统损伤有关。功能性便秘是排除上述的实质性脏器损害，而主要是由于进食纤维性食物过少、生活无规律、精神压力大、运动量小、年老体弱，导致胃肠推动无力而导致的。一般常说的便秘多指功能性便秘，而器质性便秘一般会与原发病的诸多症状并发，应及时治疗原发病。

中医认为，饮食入胃，经过脾胃运化，吸收其精华之后，所剩糟粕由大肠传送而出，即为大便。如大肠传导功能失常，粪便在肠内停留时间过长，粪质干燥或坚硬，即可形成便秘。多数人的便秘往往是生活习惯不好所致，除了调整饮食外，平时可定期进行按摩。

中医按摩能刺激肠胃蠕动，促进消化腺分泌，改善排便功能，对消除便秘十分有用。

选穴

可选中脘、天枢、腹结、支沟、足三里穴。

按摩手法

（1）直推腹部

让家人仰卧在床上，用单手掌自上而下直推腹部正中，反复操作3～5遍（图2-58）。

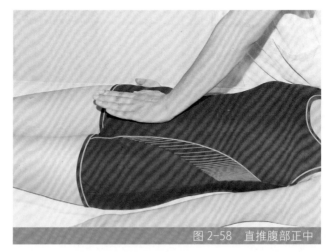

图 2-58　直推腹部正中

（2）摩腹

让家人仰卧在床上，用单手掌顺时针摩腹，共2分钟（图2-59）。

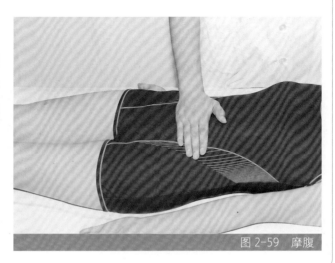

图 2-59　摩腹

（3）揉左下腹

让家人仰卧在床上，用双手重叠揉左下腹，共2分钟（图2-60）。

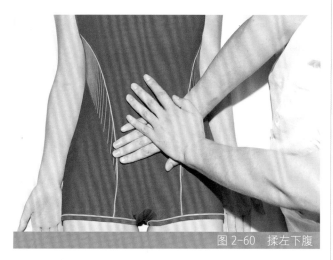

图 2-60　揉左下腹

（4）点按中脘、天枢、腹结穴

让家人仰卧在床上，用拇指点按中脘穴及双侧天枢、腹结穴，各30秒（图2-61～图2-63）。

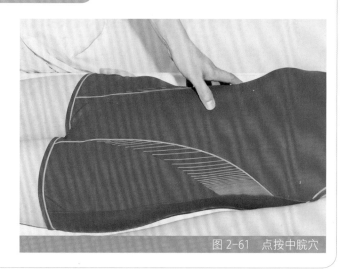

图 2-61　点按中脘穴

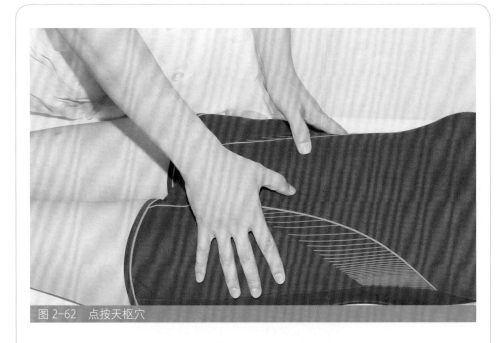

图 2-62　点按天枢穴

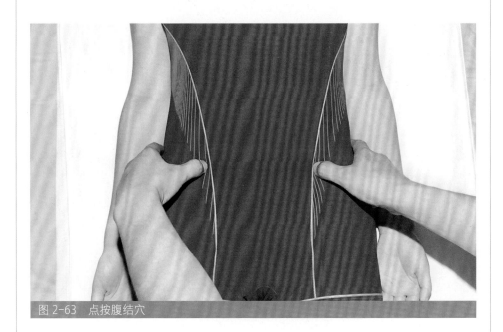

图 2-63　点按腹结穴

（5）按足三里穴、支沟穴

让家人仰卧在床上，用拇指点按足三里穴、支沟穴，各30秒（图2-64，图2-65），以有明显酸胀感为度。

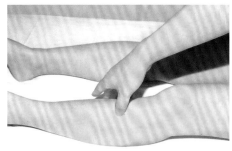

图 2-64　点按足三里穴

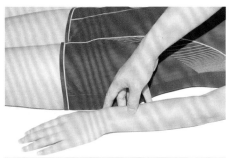

图 2-65　点按支沟穴

提示

（1）有的人因长期便秘使得腹肌张力较大，所以按摩应从轻到重，否则用力过大可能会造成腹胀不适和紧张，不利于便秘的好转。

（2）按摩前要排除其他疾病引起的器质性便秘，尤其注意便秘是否为肠梗阻、肠粘连、肿瘤等疾病引起，如果是，则必须到医院请专科医生诊治。

（3）便秘者平时应注意生活规律，多进食粗纤维食物，放松心情，适当运动，有利于改善便秘。

9. 腹胀

　　腹胀是非常常见的消化系统症状，为多种疾病的共有症状，常见于胃肠道疾病，如胃肠功能紊乱、消化不良等。引起腹胀的主要原因包括：食糜在肠道里停留时间过长，在细菌的作用下发酵，产生大量气体；吃东西时因讲话或饮食习惯不良吸入大量空气；胃肠道中气体吸收障碍；肠蠕动功能减弱或消失导致胃肠道内气体排出障碍。

　　中医认为，腹胀多由脾胃虚弱或肝胃气滞导致气机升降失常，浊气上逆所致。

　　中医按摩可以调整气机升降，降上逆之浊气，促进胃肠蠕动，改善消化功能，加速排气及吸收，从而解除腹胀。

选穴

可选中脘、天枢、气海、肝俞、脾俞穴。

按摩手法

（1）直推腹部

　　让家人仰卧在床上，用单手掌自上而下直推腹部正中线，反复操作 3 ~ 5 遍（图 2-66）。

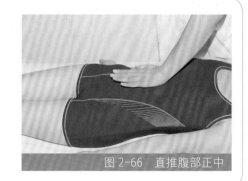

图 2-66　直推腹部正中

（2）摩腹

让家人仰卧在床上，用单手掌顺时针摩腹，共2分钟（图2-67）。

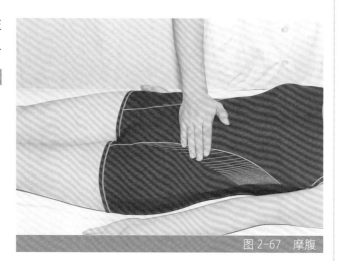

图2-67　摩腹

（3）点按中脘、天枢、气海穴

让家人仰卧在床上，用拇指点按中脘、天枢、气海穴，各30秒（图2-68～图2-70）。

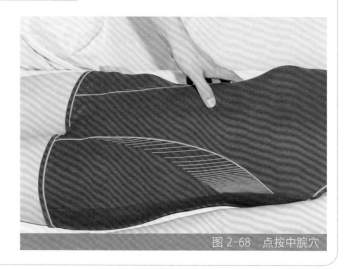

图2-68　点按中脘穴

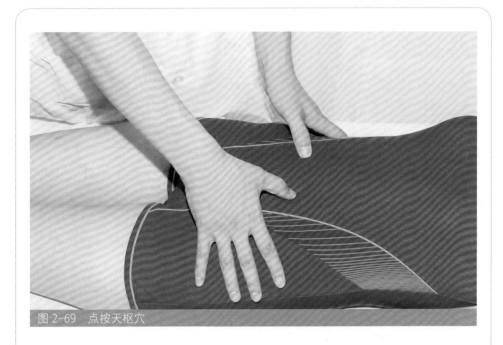

图 2-69　点按天枢穴

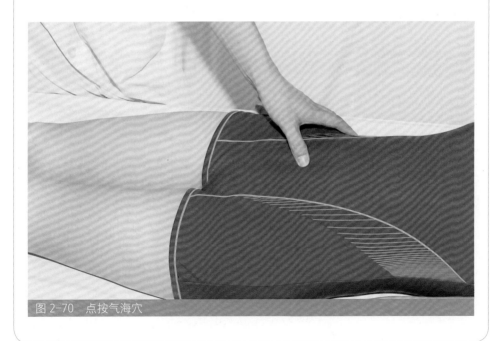

图 2-70　点按气海穴

（4）点按肝俞穴、脾俞穴和胃俞穴

让家人俯卧在床上，用双手按揉脊柱两侧，反复操作3～5遍（图2-71）；拇指点按肝俞穴、脾俞穴、胃俞穴，各30秒（图2-72～图2-74）。

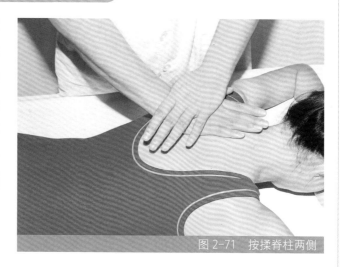

图 2-71 按揉脊柱两侧

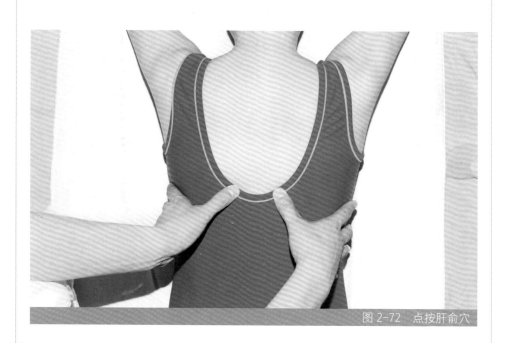

图 2-72 点按肝俞穴

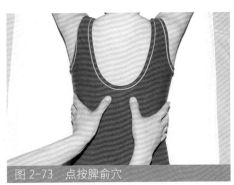

图 2-73　点按脾俞穴

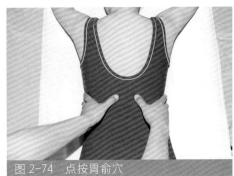

图 2-74　点按胃俞穴

提示

（1）按摩宜在晚上临睡前进行，按摩的力量可稍重些。

（2）腹胀严重的患者按摩时会有紧张及压迫感，手法应从轻到重，以患者舒适为宜。

（3）患者应科学膳食，适当运动，放松心情。

（4）以上手法主要适用于消化不良及胃肠功能紊乱引起的腹胀，肠梗阻、胃出血、胆石症、胰腺炎、腹腔内肿瘤等疾病所致腹胀，应及时到医院求诊。

10. 高血压病

　　高血压病又称原发性高血压，是指以体循环收缩压和（或）舒张压升高为主要表现，伴有或不伴有心血管症状的综合征，是中老年人的常见病、多发病。引起高血压的具体病因不明，一般认为与年龄增长、食盐过多、肥胖、遗传因素、环境与职业影响等有关。

　　中医认为，高血压是因长期情志抑郁、内伤虚损、精神过度紧张以及饮食劳倦、饮酒过度而导致气血运行不畅，体内有热或气机上逆，引起肝肾阴阳失衡，不能保持相对平衡而导致，同时又与年龄、起居等因素密切有关。

　　高血压患者平时除应注意情绪调节和按医嘱药物治疗外，中医按摩是一种很好的辅助防治措施。适当的按摩可刺激血管中的压力感受器，从而降低血管内张力；可促进血液循环，增加周围血容量，从而降低中心血压；还可改善自主神经功能，降低神经系统紧张，从而缓解血管痉挛，促进血液循环，降气止眩，使血压降低，同时还可有效防止降压药物的不良反应。对于轻度高血压患者，不少人仅用按摩的方法即可将血压控制在正常水平。

　　可选太阳、桥弓、内关、太冲、风池穴。

按摩手法

（1）点按太阳穴

　　让家人坐在床上，用多指扫散头部两侧，共 3 ~ 5 遍（图 2-75）；拇指点按太阳穴，共 30 秒（图 2-76）；

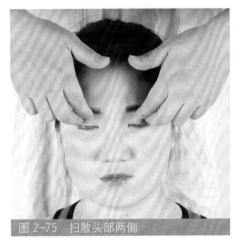

图 2-75　扫散头部两侧

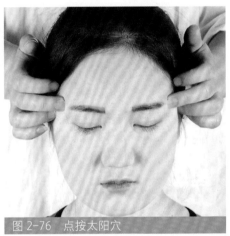

图 2-76　点按太阳穴

（2）推桥弓穴

　　让家人仰卧在床上，用手掌大鱼际自上而下推桥弓，共 3 ~ 5 遍，两侧交替进行（图 2-77）。

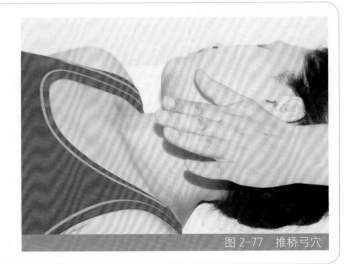

图 2-77　推桥弓穴

（3）点揉内关穴及太冲穴

让家人坐在椅子上或仰卧在床上，用拇指点揉双侧内关穴及太冲穴，各30 秒（图 2-78，图 2-79）。

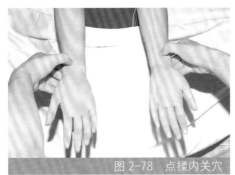

图 2-78　点揉内关穴

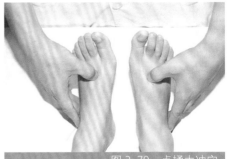

图 2-79　点揉太冲穴

（4）点按风池穴

让家人俯卧在床上，用单手拿揉颈部肌肉，共 3 ~ 5 遍（图 2-80）；拇指、食指点按风池穴 30 秒（图 2-81）。

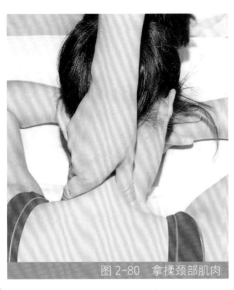

图 2-80　拿揉颈部肌肉

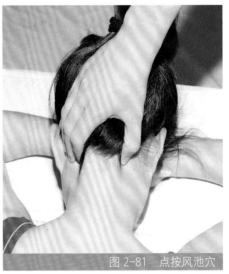

图 2-81　点按风池穴

（5）拿揉肩部肌肉

让家人俯卧在床上，用双手拿揉肩部肌肉，反复操作3~5遍（图2-82）。

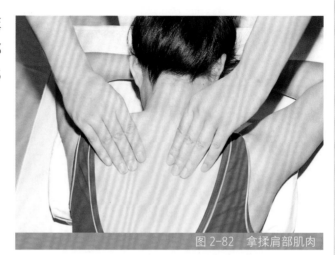

图2-82　拿揉肩部肌肉

（6）拿揉下肢

让家人仰卧在床上，用双手自上而下拿揉下肢，共3~5遍（图2-83）。

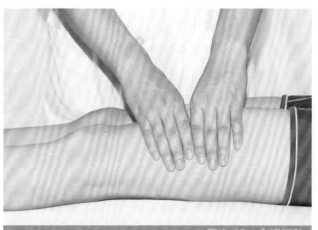

图2-83　拿揉下肢

提示

（1）以上手法中推桥弓、拿腹肌、点天枢等手法因可直接刺激血管压力感受器，所以必须动作轻柔舒缓，不可用力过猛，操作时间也不宜过长。

（2）按摩对于高血压病具有较好的辅助治疗作用，患者可将此作为药物治疗的补充。中度、重度高血压患者在进行按摩的同时，应定期到医院去咨询医生和监测血压。

11. 落枕

落枕是一种常见病，多发于青壮年，常常是入睡前并无任何症状，晨起后却感到颈背部明显酸痛，颈部活动受限，不能自由旋转。引起落枕的原因有睡眠时头颈姿势不当，颈项部长时间处于过度偏转的位置，或枕头垫得过高、软硬不当、高低不平，使头颈处于过伸或过屈状态，或颈部受风着凉，以致僵硬疼痛、动作不利。

中医认为，落枕是由于患者颈项部发生扭伤或受到风寒湿邪的侵袭，使局部气血凝滞、经脉痹阻所致。

中医按摩可以放松颈肩部肌肉，解除局部肌肉、筋膜紧张和痉挛，加速血液循环，利气止痛，从而有效减轻落枕的疼痛。

选穴

可选风池、落枕、肩井、阿是穴。

按摩手法

（1）㨰颈肩

让家人俯卧在床上或坐在椅子上，用单手于患侧颈肩部行㨰法，以受术者感觉舒适或能耐受为标准，反复操作3～5遍（图2-84）。

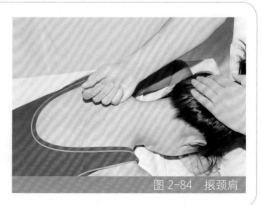

图2-84 㨰颈肩

（2）按揉颈部压痛点

让家人俯卧在床上或坐在椅子上，用拇指按揉颈部压痛点，由轻到重，反复操作 3 ~ 5 遍（图 2-85）。

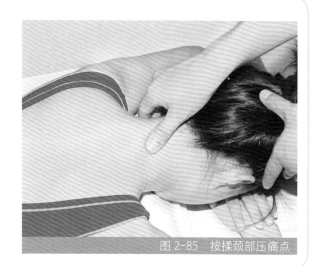

图 2-85　按揉颈部压痛点

（3）按揉风池穴和肩井穴

让家人俯卧在床上或坐在椅子上，用拇指按揉双侧风池穴、肩井穴，各 30 秒（图 2-86，图 2-87）。

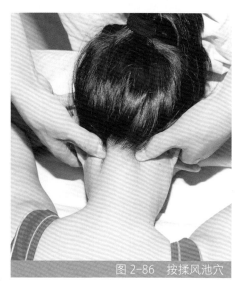

图 2-86　按揉风池穴

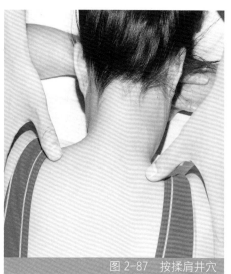

图 2-87　按揉肩井穴

（4）点按落枕穴

让家人俯卧在床上或坐在椅子上，用拇指点按双侧落枕穴，同时各方向活动颈部，反复操作3~5遍（图2-88）。

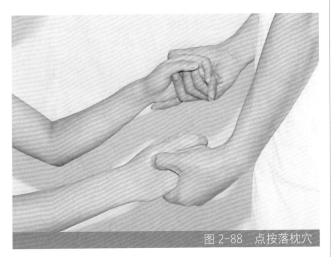

图2-88　点按落枕穴

提示

（1）按照以上手法按摩完后，最好再帮助家人进行头颈部前屈、后仰、左右侧偏及旋转等活动，动作应缓慢进行，不可用力过猛。

（2）应注意鉴别落枕与早期颈椎病，尤其对反复或短期内出现多次落枕的人，需要多加注意。如果伴随头痛、头晕、手指发麻、手臂痛等，可能是颈椎病变诱发的经常性落枕，需尽早就医检查。

（3）按摩时，颈部应注意保暖，避免风寒，以免影响疗效。

（4）平时应采用正确睡姿，使用高度及硬度适合的枕头。

12. 肩周炎

肩周炎即肩关节周围炎的简称，是由于肩部肌肉、肌腱、滑囊和关节囊等软组织的慢性炎症，造成肩关节内外粘连，从而引起肩周围疼痛和活动障碍。多发生在 40 岁以上中老年人，多见于体力劳动者，女性发病率略高于男性。常因天气变化及劳累而诱发，或因上肢外伤后肩部固定过久，肩周组织继发萎缩、粘连，肩部急性挫伤、牵拉伤后治疗不当等导致。

中医认为，本病是由于感受风、寒、湿邪，造成肩关节周围疼痛、活动功能障碍，故称之为"露肩风"。也与肩和肩部肌肉、筋膜紧张，阻碍气血流通有关。

中医按摩可以舒筋通络，行气活血，放松肩部肌肉，解除局部肌肉和筋膜紧张，松解粘连，加速血液循环，缓解和消除疼痛，具有非常满意的效果。

选穴

可选肩髃、肩贞、抬肩、天宗、曲池、阿是穴。

按摩手法

（1）拿揉肩部及上肢

让家人坐在椅子上，用双手拿揉肩部及上肢，反复操作 3 ~ 5 遍（图 2-89，图 2-90）。

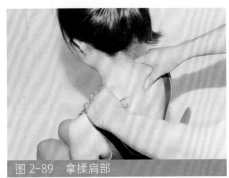

图 2-89　拿揉肩部

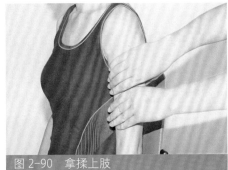

图 2-90　拿揉上肢

（2）点揉肩髃、天宗、肩贞、曲池和阿是穴

让家人坐在椅子上，用拇指点揉肩髃、天宗、肩贞、曲池、阿是穴，各 30 秒（图 2-91 ~ 图 2-94）。

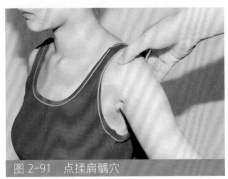

图 2-91　点揉肩髃穴

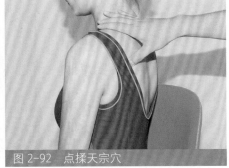

图 2-92　点揉天宗穴

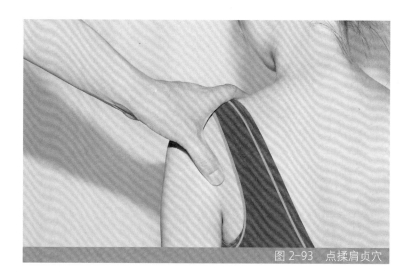

图 2-93　点揉肩贞穴

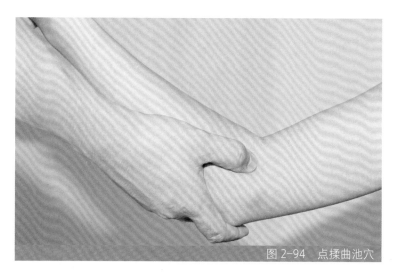

图 2-94　点揉曲池穴

（3）点按抬肩穴

让家人坐在椅子上，用一手拇指点按抬肩穴，另一手握肘部做肩关节各方向活动，反复操作 3～5 遍（图 2-95）。

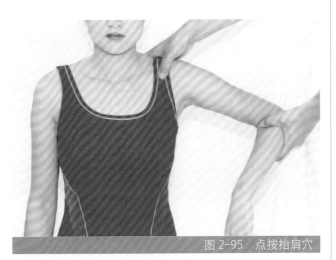

图 2-95　点按抬肩穴

（4）搓肩

让家人坐在椅子上，用双手置于肩部前后行搓法，共 3 分钟，以透热为度（图 2-96）。

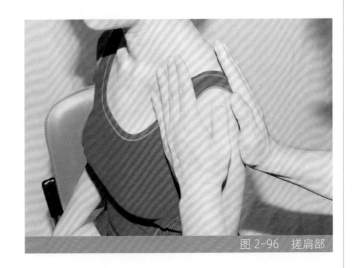

图 2-96　搓肩部

提示

（1）按摩时，一开始对方可能会感觉疼痛难忍，应让对方坚持，并从舒缓动作开始，逐渐加大按摩力度。一般经过几次后，疼痛就会明显减轻。

（2）以上手法只适用于疼痛不影响生活、尚可忍受，且无明显关节活动受限的肩部周围疼痛，假如关节活动受限非常明显，应及时就医。

（3）肩周炎患者常会伴有肩膀虚冷，因此按摩之前，从颈部到肩膀，可先用热毛巾热敷一遍，以加强效果。

13. 慢性腰背痛

　　慢性腰背痛是指劳累后出现的腰背部不适和疼痛，它并不是一个单独的疾病，而是许多疾病的常见和共有症状，腰背部皮肤、皮下组织、肌肉、韧带、脊椎、肋骨、脊髓和脊髓膜之中任何一种组织的病变均可引起腰背痛。体力劳动者、运动员、运动爱好者比较多见。常见病因包括长期、持续、反复的单一姿势，导致肌肉、韧带或筋膜出现疲劳性牵拉伤；或急性腰背部损伤没有得到及时有效治疗；或腰背部退行性病变引起骨质增生、腰椎间盘突出等。此外，长期腰背部受寒、先天性脊柱畸形、内脏病变、怀孕晚期腰部负重增加等也会导致腰背部疼痛。主要表现是自觉腰背部两侧酸痛不适，时轻时重，反复发作，劳累时加重，休息后减轻；弯腰工作困难，弯腰稍久则疼痛加重，常喜用双手捶腰，以减轻疼痛。

　　中医认为，慢性腰痛与腰背部气血运行不畅有关，不通则痛。一般腰背痛可以分为外感、内伤两大类。外感类腰背痛多由于感受了风寒湿等外邪，或者是气血不和等导致的，常常表现为突然发作，腰背部剧烈酸痛，俯身仰身都很疼痛，躺下则更加厉害。内伤类腰背痛多因先天禀赋不足，加之劳役负重，或久病体虚，或年老体衰，或房事不节，以至肾之精气虚亏，腰腹失养，而致腰背疼痛。

　　中医按摩能疏通腰背部气血，活血化瘀，消肿止痛，还可放松腰背部肌肉及韧带，缓解局部肌肉紧张和痉挛，促进局部血液及淋巴循环，改善皮肤肌肉的血液供应，因此对缓解腰背痛非常有效。

选穴

可选肾俞、大肠俞、关元俞、委中和阿是穴。

按摩手法

（1）按揉腰骶部

让家人俯卧在床上，用手掌自上而下按揉腰骶部，重点在肌肉紧张部位，反复操作3～5遍（图2-97）。

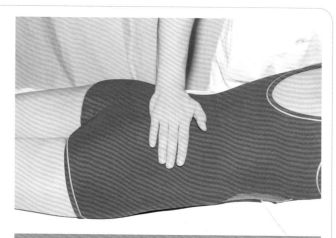

图2-97　按揉腰骶部

（2）点按肾俞、大肠俞、关元俞、委中和阿是穴

让家人俯卧在床上，用拇指沿腰部脊柱两侧自上而下点按肾俞、大肠俞、关元俞、委中和阿是穴，各30秒，以局部酸胀为度（图2-98～图2-101）。

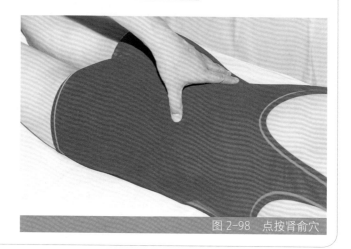

图2-98　点按肾俞穴

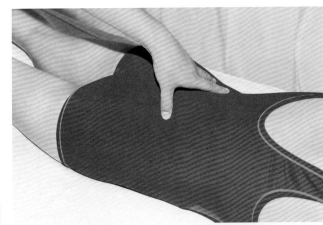

图 2-99　点按大肠俞穴

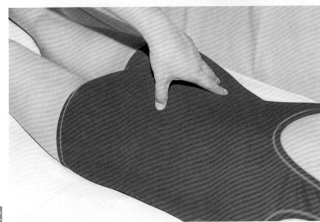

图 2-100　点按关元俞穴

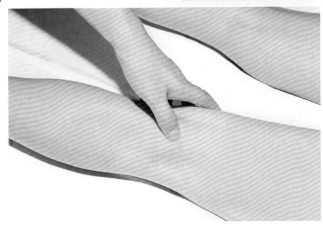

图 2-101　点按委中穴

（3）拨揉腰臀部痛点

让家人俯卧在床上，用拇指拨揉腰臀部痛点，反复操作 3 ~ 5 遍（图 2-102）。

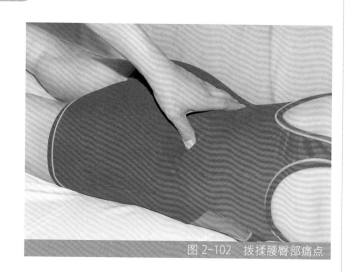

图 2-102　拨揉腰臀部痛点

（4）掌擦腰骶部

让家人俯卧在床上，用掌擦腰骶部 1 分钟，以局部透热为度（图 2-103）。

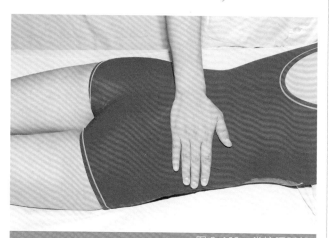

图 2-103　掌擦腰骶部

提示

（1）以上手法只适用于无明显臀部及下肢疼痛、麻木等症状的腰背部疼痛，按摩前须仔细鉴别，对有肢体疼痛、麻木的患者，不可贸然进行按摩，而应及时就医。

（2）按摩时，在腰背部肌肉丰厚部位可用较重手法，但在肌肉不丰满处，手法宜轻柔，手法力量应从轻到重，幅度亦由小到大，腰椎活动度在按摩时应控制在生理活动范围内。

（3）为增强按摩效果，可用红花油、按摩乳、润滑油等介质在局部涂抹。如果能在腰背部涂上些药酒（如菊花酒、杜仲酒等），效果更好。

14. 网球肘

　　网球肘西医称为肱骨外上髁炎，是指肘关节外侧前臂伸肌起点处肌腱的炎症疼痛。由于网球或羽毛球运动员中比较常见，所以俗称"网球肘"。产生疼痛的主要原因是前臂伸肌重复用力引起的慢性撕拉伤。前臂伸肌肌腱在抓握东西（如网球拍）时收缩、紧张，过多使用这些肌肉，就会造成这些肌肉起点的肌腱变性、退化和撕裂，患者就会在用力抓握或提举物体时感到肘部疼痛。除了网球和羽毛球运动员较常见外，家庭主妇、砖瓦工、木工等长期反复用力做肘部活动的人，也易患此病。本病多数发病缓慢，初期患者只是感到肘关节外侧酸痛，肘关节外上方活动时疼痛，疼痛有时可向上或向下放射，感觉酸胀不适，不愿活动。手不能用力握物，握锹、提壶、拧毛巾、打毛衣等动作可使疼痛加重。局部无红肿，肘关节伸屈也不受影响，但前臂旋转活动时可疼痛，严重者伸指、伸腕或执筷动作时即可引起疼痛。

　　中医认为，肘部局部过劳，局部肌肉、筋膜及肌腱紧张，阻碍气血流通，血不荣筋，气血运行不畅，不通则痛而发本病。

　　中医按摩可以放松肘关节周围肌肉，解除局部肌肉、筋膜和肌腱紧张，疏通局部气血，加速血液循环，从而有效缓解疼痛。

　　可选手三里、曲池和阿是穴。

按摩手法

（1）按揉手三里穴和曲池穴

让家人坐在椅子上，用单手拿揉前臂桡侧，反复操作3～5遍（图2-104）；拇指按揉手三里穴、曲池穴，各30秒（图2-105，图2-106）。

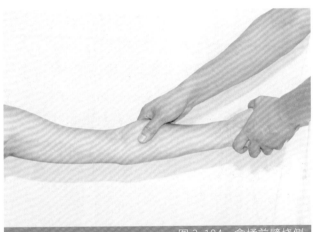

图 2-104　拿揉前臂桡侧

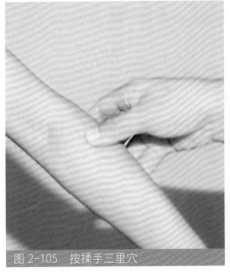

图 2-105　按揉手三里穴

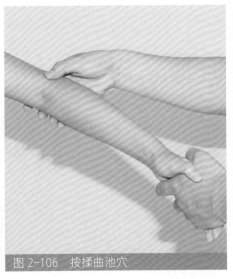

图 2-106　按揉曲池穴

（2）屈伸及旋转肘关节

让家人坐在椅子上，用一只手按痛点，另一只手持前臂做肘关节屈伸及旋转运动，反复操作3~5遍（图2-107）。

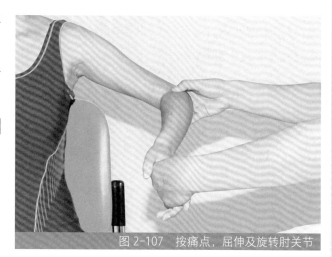

图2-107 按痛点，屈伸及旋转肘关节

（3）拨揉肘外侧痛点

让家人坐在椅子上，用拇指拨揉肘外侧痛点，共30秒（图2-108）。

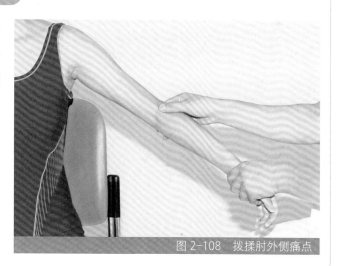

图2-108 拨揉肘外侧痛点

（4）掌擦局部

让家人坐在椅子上，用掌摩擦局部，反复操作3～5遍（图2-109）。

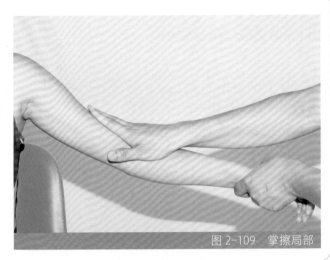

图 2-109　掌擦局部

提示

（1）开始按摩时，对方可能会感觉疼痛难忍，所以应从舒缓动作开始，逐渐加大按摩力度，力量应从轻到重，幅度也由小到大。一般经过几次后，疼痛就会明显减轻。

（2）如果患者感觉局部疼痛剧烈，难以忍受，甚至影响睡眠，应及时去医院看医生。

15. 腕部疼痛

腕部疼痛是十分常见的一个症状，大多是由于手腕肌腱炎、骨关节炎、腕关节受伤及过度劳损等疾病引起。腕部有许多肌腱和韧带，用以加强腕关节的稳定，并完成腕关节的各种运动，当腕关节局部的肌腱和韧带受损时，就会引发腕部疼痛。可有腕部或手指麻木、水肿、刺痛，腕部红肿、发热、压痛，腕关节肿胀、活动受限、敏感性下降等表现。主要好发于电脑操作者、手工艺工作者、银行柜员、收银员等。

中医认为，腕部疼痛与局部气血的流通有关，气血运行不畅，肌肉失养，不通则痛而发本病。

中医按摩可以疏通局部气血，放松腕部关节，松解局部粘连，滑利关节，加速血液循环，从而有效缓解疼痛。

可选列缺、阳溪、大陵、阿是穴。

按摩手法

（1）按揉腕关节

让家人坐在椅子上，用拇指按揉腕关节周围，着重按揉局部痛点，反复操作3～5遍（图2-110）。

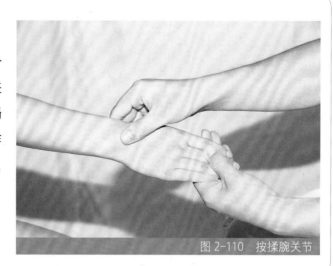

图2-110　按揉腕关节

（2）点按列缺、阳溪、大陵和阿是穴

让家人坐在椅子上，用拇指点按列缺、阳溪、大陵、阿是穴，各30秒（图2-111～图2-113）

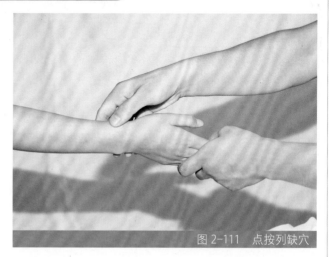

图2-111　点按列缺穴

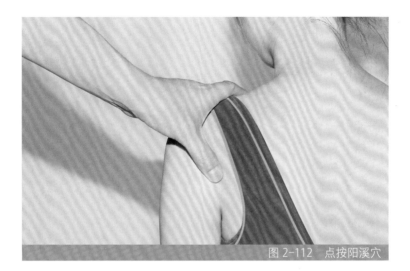

图 2-112　点按阳溪穴

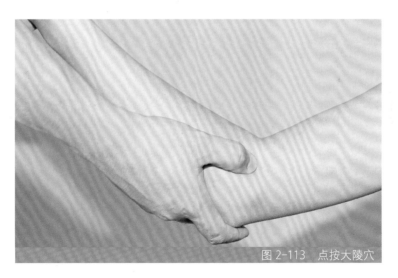

图 2-113　点按大陵穴

（3）按压痛点

让家人坐在椅子上，用一只手握患手，另一只手按压痛点，做腕关节屈伸和旋转运动，反复操作 3 ~ 5 遍（图 2-114）。

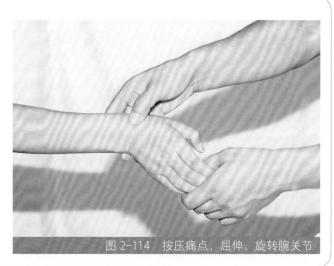

图 2-114　按压痛点，屈伸、旋转腕关节

提示

（1）按摩时，对方可能会感觉局部疼痛难忍，所以应从舒缓动作开始，逐渐加大力度，力量应从轻到重，幅度也由小到大。

（2）如果患者感觉局部疼痛剧烈，或伴随有腕关节"晨僵"及手指关节疼痛，应及时就医。

16. 膝部疼痛

　　膝部疼痛很常见，患者一般感觉膝部沉重、疼痛、酸胀、活动不利等。引起膝部疼痛的原因非常多，大部分是由膝关节劳损或周围肌肉、韧带、半月板的慢性损伤所引起，也可能是风湿性关节炎、滑膜炎、关节积液等疾病导致。本病单、双侧皆可发病，多发生于中老年人，尤以上下楼梯时疼痛明显。年轻人出现膝部疼痛，大多数和劳累过度或是着凉有关。

　　中医认为，膝部疼痛是由于膝部外伤、劳损，气血运行不畅，经脉受阻，肝肾亏虚，气血不足，筋骨失养，或遭风寒湿邪侵袭所致。

　　中医按摩可以放松膝关节周围肌肉、韧带，解痉止痛，加速血液循环，滑利关节，因而可以有效解除疼痛。

选穴

可选血海、梁丘、委中、阴陵泉、阳陵泉穴。

按摩手法

（1）点按血海和梁丘穴

让家人仰卧在床上，用双手自上而下拿揉大腿前侧肌肉，反复操作3~5遍（图2-115）；拇指点按血海、梁丘穴，各30秒（图2-116，图2-117）。

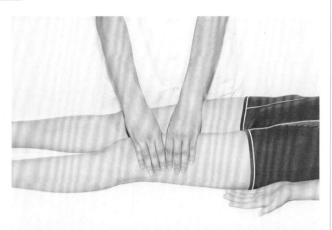

图 2-115　拿揉大腿前侧肌肉

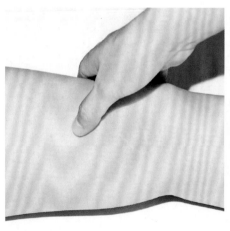

图 2-116　点按血海穴

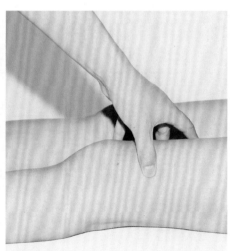

图 2-117　点按梁丘穴

（2）点按阴陵泉和阳陵泉穴

让家人仰卧在床上，用双手搓揉膝关节（图 2-118），以透热为度，点揉膝周痛点，每处 10 ~ 30秒，手法要轻柔；拇指点按阴陵泉穴、阳陵泉穴，各 30 秒（图 2-119，图 2-120）。

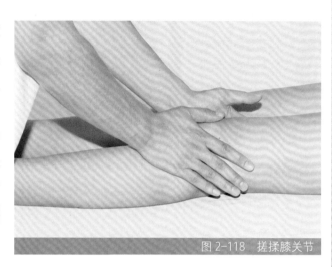

图 2-118　搓揉膝关节

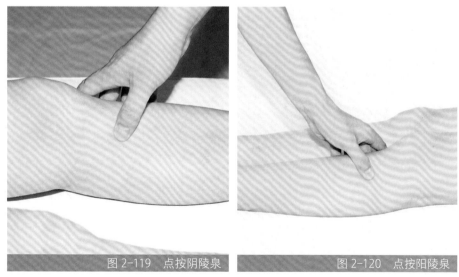

图 2-119　点按阴陵泉

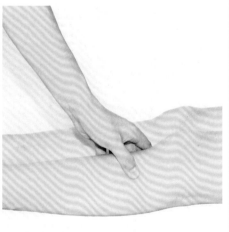

图 2-120　点按阳陵泉

（3）屈伸膝关节

让家人仰卧在床上，用一只手扶膝关节，一只手握踝部，做膝关节屈伸运动，反复操作 3～5 遍（图 2-121）。

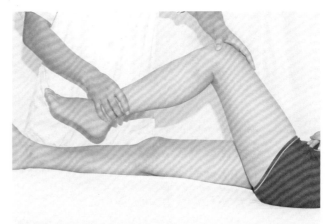

图 2-121　屈伸膝关节

（4）点按委中穴

让家人俯卧在床上，用双手自上而下拿揉小腿后侧肌肉，反复操作 3～5 遍（图 2-122）；拇指点按委中穴 30 秒（图 2-123）。

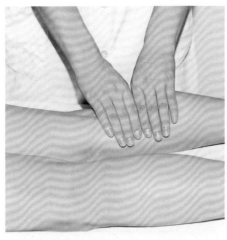

图 2-122　拿揉小腿后侧肌肉

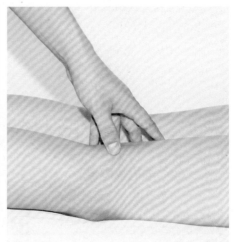

图 2-123　点按委中穴

提示

（1）按摩时，对方可能会感觉局部疼痛难忍，所以应从舒缓动作开始，逐渐加大力度，力量应从轻到重，幅度也由小到大。

（2）如果膝关节有明显红肿和疼痛，或膝关节明显变形，应及时就医。

17. 足跟痛

　　足跟痛是由于足跟的骨质、关节、滑囊、筋膜等处病变引起的足跟部疼痛，往往表现为单侧或双侧足跟疼痛，一般不红不肿，轻者行走时疼痛，重者因疼痛而行走困难，甚则自行疼痛，睡卧不减，患足不敢触地。本病多见于中老年人。引起足跟痛最常见的原因为跖筋膜炎，其他如外伤、慢性劳损及骨刺刺激造成的肌腱附着点或滑囊处的无菌性炎症和粘连，也是常见原因。

　　中医认为，足跟痛多因长期劳损，肝肾亏虚，精血耗损，筋骨失于濡润滋养，加之风寒湿邪侵袭、外伤导致经脉闭阻、气血滞结、血不荣筋所致。

　　中医按摩可以使局部筋膜和肌肉紧张放松，加速血液循环，从而有效缓解疼痛。

选穴

可选昆仑、太溪和阿是穴。

按摩手法

（1）拿揉小腿后侧肌肉

让家人俯卧在床上，用双手自上而下拿揉小腿后侧肌肉，反复操作3～5遍（图2-124）。

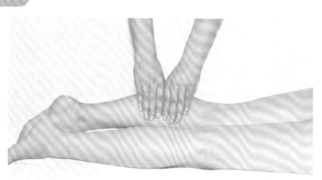

图 2-124　拿揉小腿后侧肌肉

（2）点按昆仑和太溪穴

让家人俯卧在床上，用拇指点按昆仑、太溪穴，各30秒（图2-125，图2-126）。

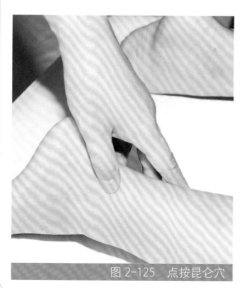

图 2-125　点按昆仑穴

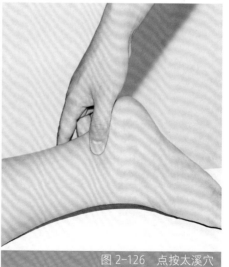

图 2-126　点按太溪穴

（3）拨揉足跟压痛点

让家人俯卧在床上，用拇指拨揉足跟下压痛点，共1分钟，以对方可耐受为度（图2-127）。

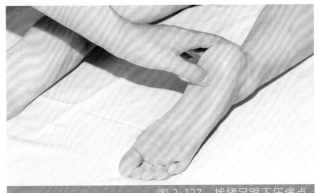

图 2-127　拨揉足跟下压痛点

（4）叩击足跟

让家人俯卧在床上，用单手叩击足跟，反复操作3～5遍（图2-128）。

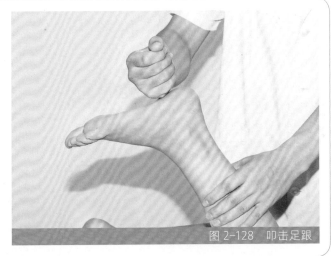

图 2-128　叩击足跟

提示

（1）按摩时，对方可能会感觉局部疼痛难忍，所以应从舒缓动作开始，逐渐加大力度，力量应从轻到重，幅度也由小到大。

（2）可同时配合足跟局部热敷，以提高疗效。

（3）如果是足部畸形引起的足跟痛，应及时就医，必要时手术治疗。

18. 小腿抽筋

　　小腿抽筋是痛性痉挛中最常见的一种，西医称为腓肠肌痉挛，中医称"足挛急"。其特点是腓肠肌（小腿后部肌肉）突然发作的强直性痛性痉挛，持续数十秒至数分钟或更久，疼痛剧烈，足不可伸，伸则疼痛更剧，其痛楚难以名状。大部分人2~5分钟后可自动缓解，缓解后多数如常人，只有少数存在局部压痛。本症多是由于寒冷刺激、过度疲劳、姿势不当、激烈活动、血钙下降、下肢静脉曲张等因素使腓肠肌产生应激性痉挛所致。常见于运动员及运动爱好者，也可见于骨质疏松患者。

　　中医认为，小腿抽筋与肝肾阴虚、筋失濡荣、久立远行、突受刺激致筋络弛纵反作，或寒湿之邪壅滞经络、气血运行受阻、运动不当相关。

　　中医按摩可以放松小腿肌肉，解除局部肌肉痉挛，加速血液循环，缓解疲劳，从而有效解除疼痛。

可选委中、阳陵泉、承山穴。

按摩手法

（1）背伸踝关节

让家人仰卧在床上，用一手托踝关节，一手握足，做踝关节背伸运动，持续10～20秒，反复操作3～5遍（图2-129）。

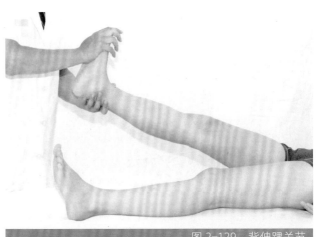

图2-129　背伸踝关节

（2）掌推腓肠肌

让家人俯卧在床上，用手自上而下掌推小腿腓肠肌，共3～5遍（图2-130）。

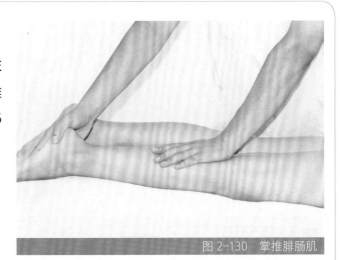

图2-130　掌推腓肠肌

（3）拿揉小腿肌肉

让家人俯卧在床上，用双手自上而下拿揉小腿肌肉，反复操作3～5遍（图2-131）。

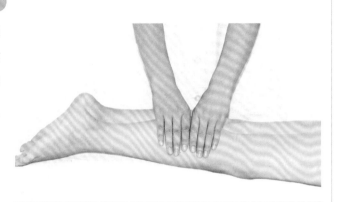

图 2-131　拿揉小腿肌肉

（4）点揉委中、承山、阳陵泉穴

让家人俯卧在床上，用拇指点揉委中、承山、阳陵泉穴，各30秒，以有酸胀感为宜（图2-132～图2-134）。

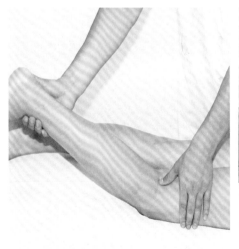
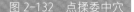

图 2-132　点揉委中穴

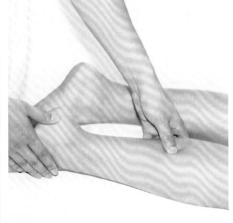

图 2-133　点揉承山穴

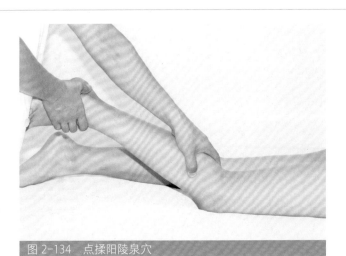

图 2-134　点揉阳陵泉穴

（5）揉搓小腿肌肉

让家人俯卧在床上，用双手相对用力揉搓小腿肌肉，共 1 分钟（图 2-135）。

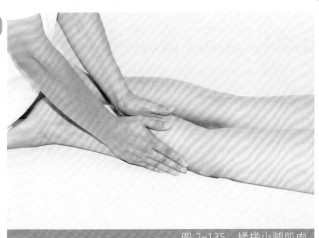

图 2-135　揉搓小腿肌肉

提示

（1）按摩时，对方可能会感觉局部疼痛难忍，所以应从舒缓动作开始，逐渐加大力度，力量应从轻到重，幅度也由小到大。

（2）以上手法只适用于疲劳性的小腿抽筋，如同时有下肢肿胀，或骨质疏松相关疾病所引起的小腿抽筋频繁发作，应及时就医。

19. 痛经

　　痛经是指女性月经期前后或行经期间出现的下腹部痉挛性疼痛，常有全身不适，严重者可伴随恶心、呕吐、冷汗淋漓、手足厥冷，甚至昏厥，严重影响日常生活。痛经的确切病因至今尚不明确，通常认为是由于前列腺素分泌过多或精神紧张、焦虑导致内分泌紊乱所致。一般将其分为原发性和继发性两种，前者多见于无器质性病变的青年女性，后者多与盆腔器质性疾病如子宫内膜异位、盆腔炎、宫颈狭窄等有关。

　　中医认为，女性痛经发生的原因主要有两种，一是虚证，即"不荣则痛"，是由于气血虚弱或肝肾亏虚造成的；二是实证，即"不通则痛"，是由于肝气郁结或气血运行不畅造成的。

　　中医按摩可以疏肝理气，温经散寒，加强气血运行，对原发性痛经有很好的预防和治疗效果。

可选章门、期门、气海、关元、肝俞、肾俞、八髎、血海穴。

按摩手法

（1）按揉气海、关元穴

让家人仰卧在床上，用单掌顺时针方向摩腹，共2分钟（图2-136）；拇指按揉气海、关元穴，各30秒（图2-137，图2-138）。

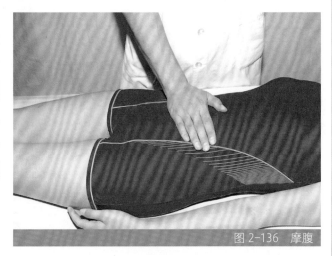

图2-136　摩腹

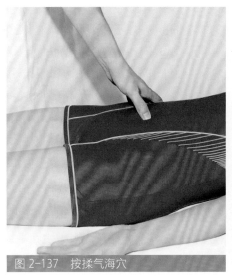

图2-137　按揉气海穴

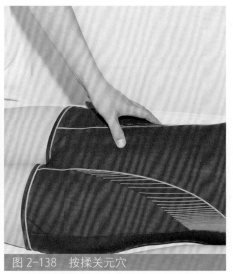

图2-138　按揉关元穴

（2）点按章门、期门、血海穴

让家人仰卧在床上，用拇指点按章门、期门、血海穴，各30秒（ 图 2-139 ~ 图 2-141 ）。

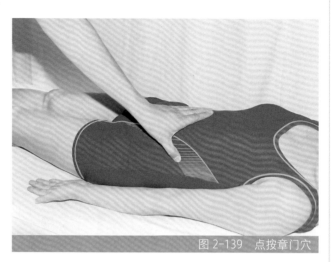

图 2-139　点按章门穴

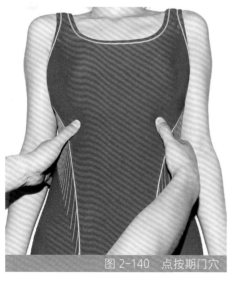

图 2-140　点按期门穴

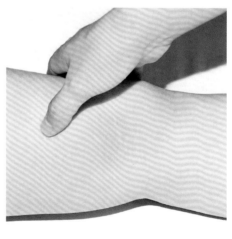

图 2-141　点按血海穴

（3）点按肝俞、肾俞、八髎穴

让家人俯卧在床上，用双手按揉腰部两侧及骶部，反复操作 3 ~ 5 遍（图2-142）；拇指点按肝俞、肾俞、八髎穴，各 30 秒（图 2-143 ~ 图 2-145）。

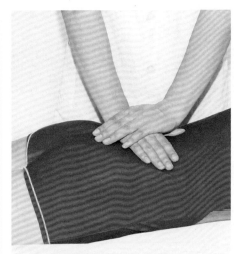
图 2-142　按揉腰骶

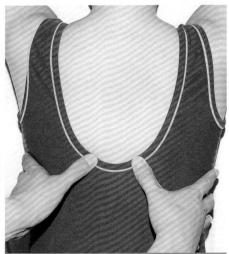
图 2-143　点按肝俞穴

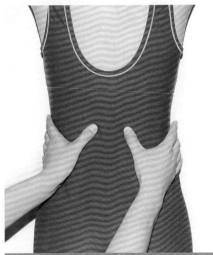
图 2-144　点按肾俞穴

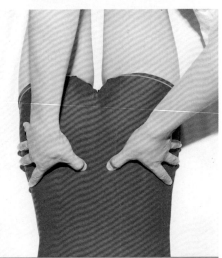
图 2-145　点按八髎穴

（4）擦八髎穴

让家人俯卧在床上，用单手掌在腰骶部八髎穴处做横向擦法，以透热为度（图2-146）。

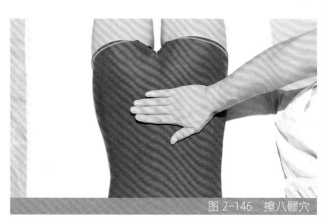

图 2-146　擦八髎穴

提示

（1）可在月经来潮前 5 ~ 7 天开始每天按摩，月经来潮后即停止，待下次月经来潮前再进行按摩。

（2）非月经期的时候按摩，可以预防痛经的发生。

（3）痛经患者应避免过食寒凉食物，避免淋雨着凉，避免过度劳累，注意小腹及腰骶部保暖。

20. 乳腺增生

乳腺增生是女性最为常见的一种乳房疾病，尽管大部分乳腺增生不会危害女性的健康，但发生乳腺增生之后，间歇性的乳房胀痛，病变的可能，对女性来说仍然是一种困扰。轻度的乳腺增生常表现为周期性，即在月经前比较严重，周期结束后缓解或消失。年龄较大而未婚、没有生过孩子或未经过哺乳，以及精神抑郁的女性通常容易发生乳腺增生。

中医认为，乳腺增生发病原因多与脏腑机能失调、气血失和有关，病变脏腑责之肝脾，尤其是脾土虚弱之人或过食辛辣肥甘厚味，损伤脾土，而致脾土运化功能失常，聚湿为痰；或天生性格内向，情绪压抑，好生闷气，或性情急躁，动则易怒，或因七情所伤，忧思过度，而致肝失疏泄，郁而成痰等，均可导致痰湿结聚、气血凝滞而形成乳腺肿块。

中医按摩可以增加乳腺局部血液循环，改善内分泌失调，缓解疼痛，方法简单而容易操作，对减轻乳腺增生非常有效。

选穴

可选厥阴俞、天宗、膻中、中府、期门、内关、三阴交、太冲穴。

按摩手法

（1）点按厥阴俞、天宗穴

让家人俯卧在床上，用双手自上而下按揉上背部脊柱两侧，反复3~5遍（图2-147）；拇指点按厥阴俞、天宗穴，各30秒（图2-148，图2-149）。

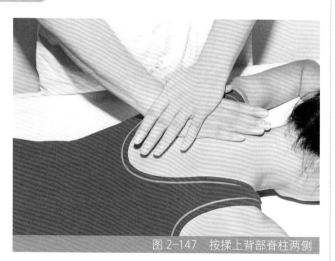

图 2-147　按揉上背部脊柱两侧

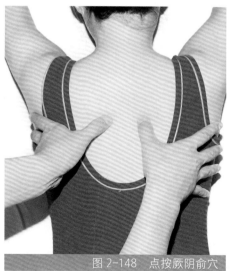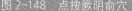

图 2-148　点按厥阴俞穴

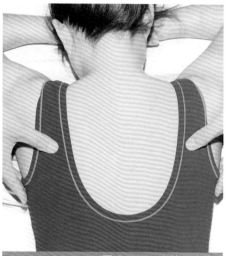

图 2-149　点按天宗穴

（2）点按膻中、中府穴

让家人仰卧在床上，用双手掌分推胸胁3～5遍（图2-150）；拇指点按膻中、中府穴，各30秒（图2-151，图2-152）。

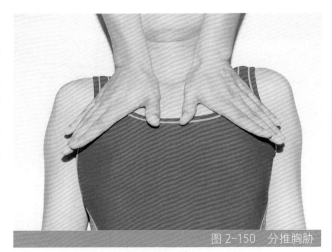

图 2-150　分推胸胁

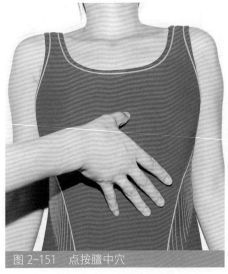

图 2-151　点按膻中穴

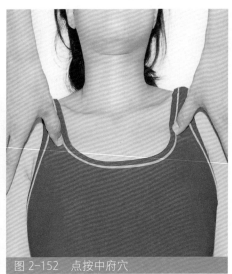

图 2-152　点按中府穴

（3）点按章门、期门穴

让家人仰卧在床上，用双手自上而下擦搓胁肋3~5遍（图2-153）；拇指点按章门、期门穴，各30秒（图2-154，图2-155）。

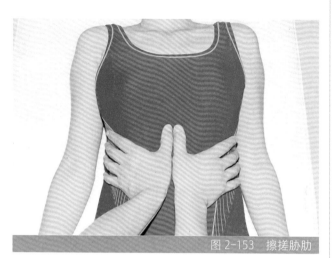

图2-153　擦搓胁肋

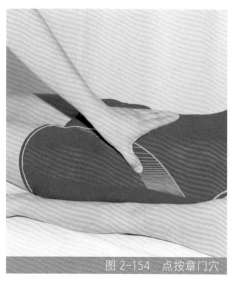

图2-154　点按章门穴

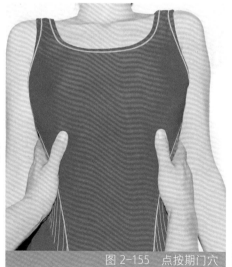

图2-155　点按期门穴

（4）点按内关穴

让家人仰卧在床上，用掌根自上而下按压前臂内侧，共 3 ~ 5 遍（图 2-156）；点按内关穴，共 30 秒（图 2-157）。

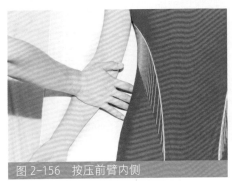

图 2-156　按压前臂内侧

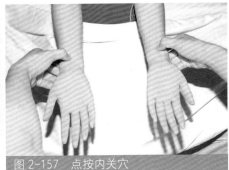

图 2-157　点按内关穴

（5）点按三阴交、太冲穴

让家人仰卧在床上，用拇指点按三阴交、太冲穴，各 30 秒（图 2-158，图 2-159）。

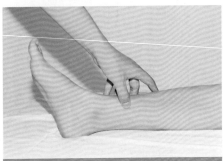

图 2-158　点按三阴交穴

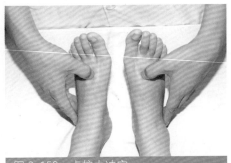

图 2-159　点按太冲穴

提示

（1）每天按照以上手法进行 2 ~ 3 次按摩，一般 1 ~ 2 个月后乳腺增生就会明显减轻，应持之以恒。

（2）按摩只是用来缓解和辅助治疗乳腺增生的一种方法，如果乳腺增生较为严重，应去医院进行专业治疗。

21. 产后缺乳

产妇哺乳时乳汁甚少或全无，不足够甚至不能喂养婴儿者，称为产后缺乳。产后缺乳可能是由乳腺发育较差、产后出血过多等因素引起，也可能与感染、腹泻、便溏等使乳汁分泌减少有关，还可因乳汁不能畅流导致。此外，乳汁的分泌与产妇的精神、情绪、营养状况、休息和劳动都有关系，任何精神上的刺激如忧虑、惊恐、烦恼、悲伤，都会减少乳汁分泌。

中医认为，产后缺乳包括虚实两方面，虚者多为气血虚弱、乳汁化源不足所致；实者则因肝气郁结或气滞血凝、乳汁不行所致。

中医按摩可以疏肝通乳，益气补血，加快乳房血液循环，促进泌乳，非常有利于促进乳汁分泌。

选穴

可选膻中、乳根、中府、脾俞、肝俞、肩井、膏肓、血海、阴陵泉、足三里穴。

按摩手法

（1）点按肩井、膏肓、肝俞、脾俞穴

让家人俯卧在床上，用双手自上而下按揉上背部脊柱两侧，反复操作3～遍（图2-160）；点按肩井、膏肓、肝俞、脾俞穴，各30秒（图2-161～图2-164）。

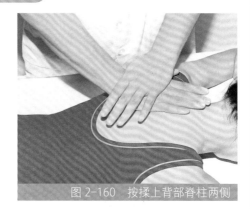

图 2-160 按揉上背部脊柱两侧

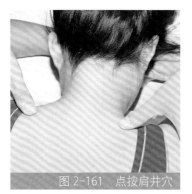

图 2-161 点按肩井穴

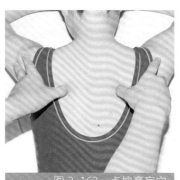

图 2-162 点按膏肓穴

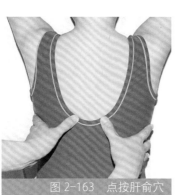

图 2-163 点按肝俞穴

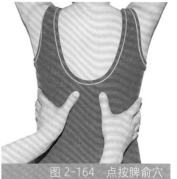

图 2-164 点按脾俞穴

（2）点按中府、膻中、乳根穴

让家人仰卧在床上，用双手拇指由内向外按揉锁骨下缘，反复操作3～5遍（图2-165）；点按中府、膻中、乳根穴，各30秒（图2-166～图2-168）。

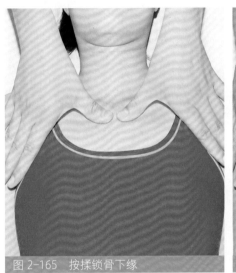

图2-165 按揉锁骨下缘

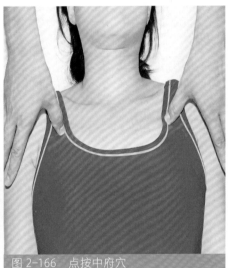

图2-166 点按中府穴

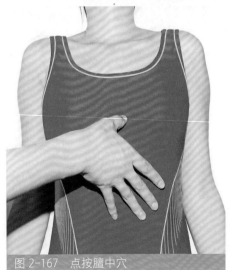

图2-167 点按膻中穴

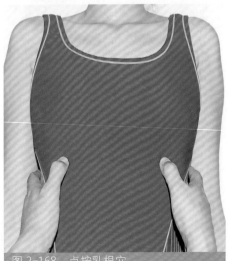

图2-168 点按乳根穴

（3）点按血海、阴陵泉、足三里穴

让家人仰卧在床上，用单手自上而下推下肢前外侧，反复操作3～5遍（图 2-169）；点按血海、阴陵泉、足三里穴，各30秒（图2-170～图2-172）。

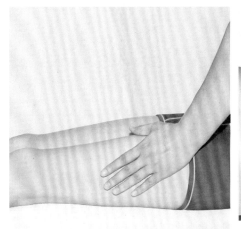
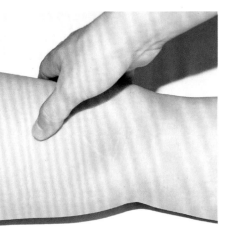

图 2-169　推下肢前外侧　　　　　　图 2-170　点按血海穴

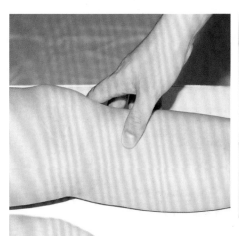
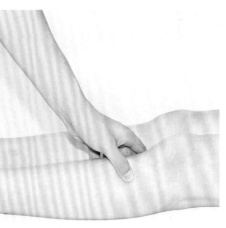

图 2-171　点按阴陵泉穴　　　　　　图 2-172　点按足三里穴

（4）按揉神阙穴

让家人仰卧在床上，用双手叠掌按揉神阙穴，共2分钟（图2-173）。

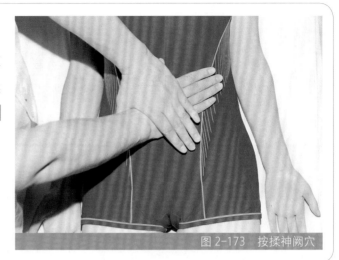

图 2-173　按揉神阙穴

（5）分推胁肋

让家人仰卧在床上，用双手掌分推胁肋部，共5～10遍（图2-174）。

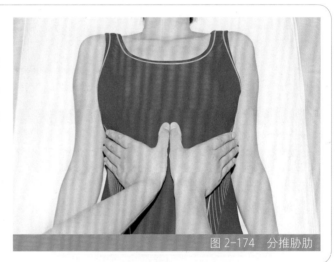

图 2-174　分推胁肋

提示

（1）在按摩的同时，应尽可能帮助产妇保持精神愉快，并加强营养，调理饮食，多吃排骨汤、鸡汤、鲫鱼汤等利于下奶的食物，以促进乳汁的分泌。

（2）如果产后缺乳是由于乳腺本身的疾病引起的，应及时求医。

（3）在按摩前，最好先到医院检查，排除乳腺组织发育不良等因素。

22. 更年期综合征

更年期综合征是指从生育期过渡到老年期时，因性腺功能减退而引起的以自主神经功能紊乱为主要表现的症候群。女性更年期综合征发病始于卵巢功能衰退后，此时性激素的分泌减少，大脑皮层与自主神经功能也会发生紊乱。主要表现为阵发性面部潮红、头痛、头胀、记忆力减退、情绪多变、易紧张和激动、失眠、乏力，有的还有心悸、血压升高或降低、腰酸、尿频、性欲低下、骨质疏松等症状。

中医认为，女性在绝经期前后肾气渐衰，冲任二脉虚弱，精血不足，生殖机能逐渐减退以至丧失，脏腑功能逐渐衰退，使机体阴阳失于平衡而导致本病。

中医按摩可以调和阴阳，养身安神，调理内分泌，促进机体代谢，能很大程度上缓解和消除女性更年期综合征带来的不适。

选穴

可选膻中、气户、期门、章门、厥阴俞、膈俞、肝俞、脾俞、肾俞、命门、风池、太阳、攒竹、四白穴。

按摩手法

（1）按揉双侧太阳穴

让家人坐在椅子上，用双手中指自内而外分抹前额，反复操作 3～5 遍（图 2-175）；拇指按揉双侧太阳穴，共 30 秒（图 2-176）。

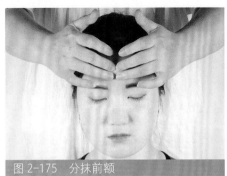
图 2-175　分抹前额

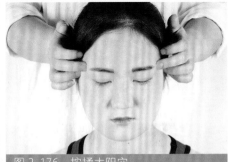
图 2-176　按揉太阳穴

（2）点按百会穴

让家人坐在椅子上或仰卧在床上，用双手拿揉头部两侧，共 3～5 遍（图 2-177）；拇指点按百会穴，共 30 秒（图 2-178）。

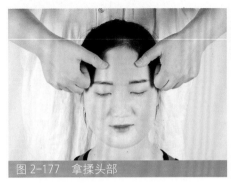
图 2-177　拿揉头部

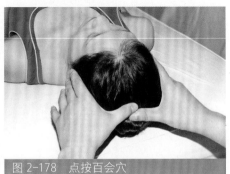
图 2-178　点按百会穴

（3）分推胁肋

让家人仰卧在床上，用双手掌分推胁肋，反复操作 3 ~ 5 遍（图 2-179）。

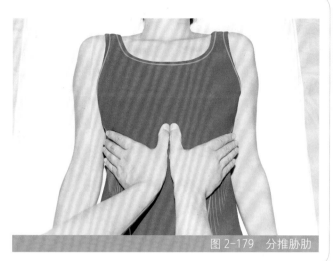

图 2-179　分推胁肋

（4）按揉膻中、期门穴

让家人仰卧在床上，用拇指按揉膻中、期门穴，各 30 秒（图 2-180，图 2-181）。

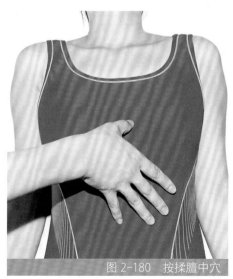

图 2-180　按揉膻中穴

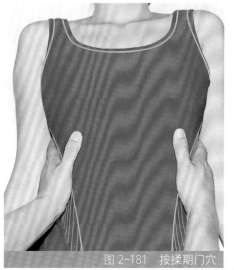

图 2-181　按揉期门穴

（5）按压小腿内侧

让家人仰卧在床上，用双手拇指自上而下交替按压小腿内侧，反复操作3～5遍（图2-182）。

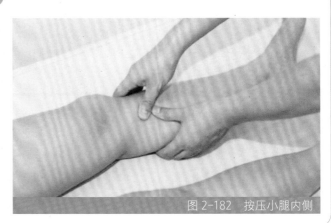

图2-182　按压小腿内侧

（6）擦督脉和脊柱两旁

让家人俯卧在床上，用小鱼际直擦督脉（图2-183）及脊柱两旁（图2-184），从命门穴至长强穴之间，反复操作3～5遍，以透热为度。

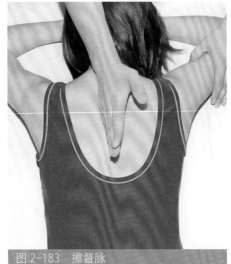

图2-183　擦督脉

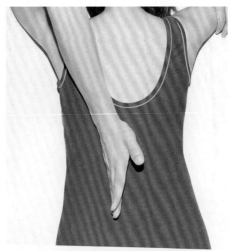

图2-184　擦脊柱两旁

（7）点按厥阴俞、膈俞、肝俞、脾俞、肾俞穴

让家人俯卧在床上，用拇指点按厥阴俞、膈俞、肝俞、脾俞、肾俞穴，各30秒（图2-185～图2-189）。

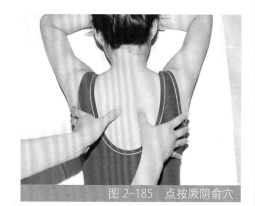

图 2-185　点按厥阴俞穴

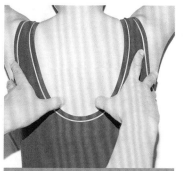

图 2-186　点按膈俞穴

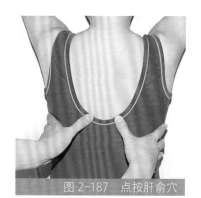

图 2-187　点按肝俞穴

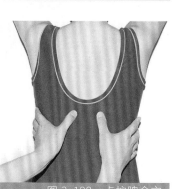

图 2-188　点按脾俞穴

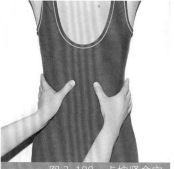

图 2-189　点按肾俞穴

（8）拿揉下肢

让家人俯卧在床上，用双手自上而下拿揉下肢，共 3 ~ 5 遍（图 2-190）。

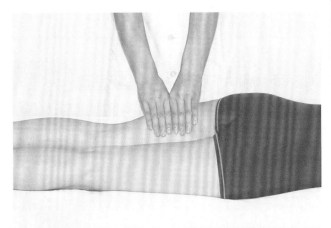

图 2-190　拿揉下肢

（9）点按风池穴

让家人坐在椅子上，用单手自上而下拿揉颈项部，反复操作 3 ~ 5 遍（图 2-191）；拇指点按风池穴，共 30 秒（图 2-192）。

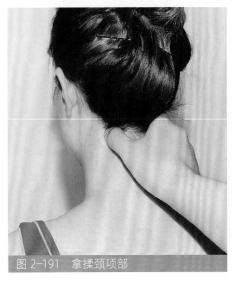

图 2-191　拿揉颈项部

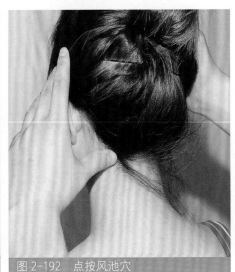

图 2-192　点按风池穴

（10）点按肩井穴

让家人坐在椅子上，用双手拿揉肩部，反复操作 3 ～ 5 遍（图 2-193）；拇指点按肩井穴，共 30 秒（图 2-194）。

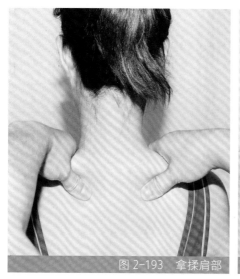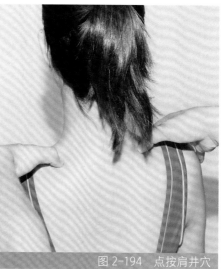

图 2-193　拿揉肩部　　　　　　　　图 2-194　点按肩井穴

提示

（1）以上手法可每天按摩 1 次，坚持几个月，就会有明显效果。

（2）如果更年期综合征的症状很严重，应及时到医院就诊。

（3）平时应尽量保持心情舒畅，并配合跑步、健步走等锻炼，效果会更好。

23. 小儿厌食症

小儿厌食症在小儿时期很常见，是指小儿（主要是3～6岁）较长期出现以食欲减退或食欲缺乏、不思饮食、厌恶摄食为主要表现的一种疾病。小儿厌食症又称小儿消化功能紊乱，主要症状有食欲不振、不食或少食、形体消瘦、手足心热、身热盗汗、躁动不安、呕吐、腹泻、便秘、腹胀、腹痛和便血等。主要原因包括饮食习惯不良、喂养不当、胃肠道疾病、全身性疾病、药物因素或神经性厌食等。

中医认为，小儿厌食症主要是脾胃功能障碍引起，多因饮食不节，喂养不当，长期偏食，损伤脾胃正常运化功能，故而出现食欲不振、见食不贪甚至拒食的表现，同时由于营养缺乏，不能濡养四肢，故而出现形体消瘦、软弱无力，影响正常的生长发育。

中医按摩可以有效调理小儿脾胃，改善其消化功能，增加食欲。

 选穴

可选脾经、四横纹、中脘、脊柱。

按摩手法

（1）补脾经

让孩子仰卧在床上，用一手扶住孩子手，一手拇指由孩子拇指桡侧从指尖向指根方向直推，共100～300次（图2-195）。

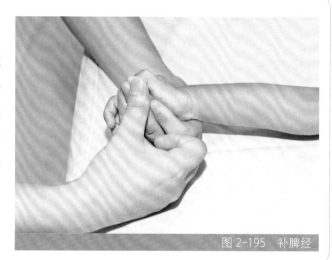

图2-195　补脾经

（2）推四横纹

让孩子四指并拢，手心向上，从食指横纹推向小指横纹，共100～300次（图2-196）。

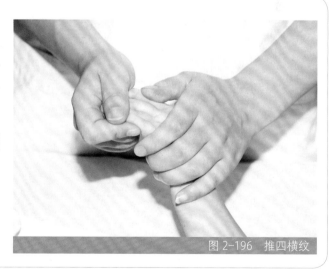

图2-196　推四横纹

（3）按揉中脘穴

让孩子仰卧在床上，用拇指按揉中脘穴，共3~5分钟（图2-197）。

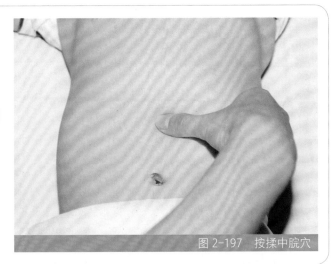

图 2-197　按揉中脘穴

（4）捏脊

让孩子俯卧在床上，用拇指与食指、无名指指腹对捏，从尾骨至大椎由下往上捏，共7~9遍（图2-198）。从第二遍开始，捏三下、提一下。

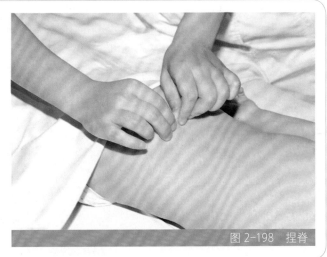

图 2-198　捏脊

提示

（1）上述手法用力应适度，不可过重，以孩子可耐受为度。

（2）可以孩子喜爱的食物来诱导开胃，暂不考虑食物营养价值如何，待其食欲稍增后，再按需要安排其饮食。

24. 小儿便秘

　　小儿便秘是一种常见病症，主要表现是孩子排便次数减少，粪便干燥、坚硬，有排便困难和肛门疼痛，长期便秘还可能继发痔疮或直肠脱垂。孩子还常伴有精神不振、乏力、头晕、头痛、食欲不振等表现。小儿便秘的原因很多，除不良生活及饮食习惯外，佝偻病、营养不良、甲状腺功能低下、药物等多种因素都会导致便秘。通常是由于小儿消化功能低弱，或摄入过量油腻性食物，蔬菜和水果摄入量过少，导致胃肠蠕动减慢，排便次数减少，造成大便干燥、大便带血或肛裂等表现，年龄稍大的小儿出现便秘可能还存在一定的心理因素，表现为大便干燥造成恐惧排便，长期控制便意导致便秘加重。

　　中医认为，小儿便秘是由于脾胃不和，体质燥热，外邪化热，流于大肠所致。

　　中医按摩可以促进小儿胃肠蠕动，有效改善其排便功能。

可选大肠经、七节骨、脊柱。

按摩手法

（1）清大肠

让孩子仰卧在床上，用一手扶住孩子手，一手食指或拇指由孩子虎口向食指尖直推，共 100 ~ 300 次（图 2-199）。

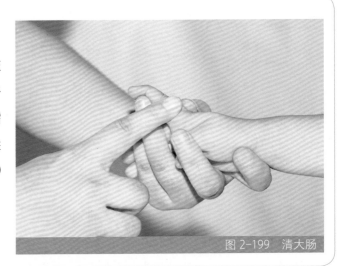

图 2-199　清大肠

（2）摩腹

让孩子仰卧在床上，用掌或四指轻放于腹部，缓缓顺时针做摩法，共 3 ~ 5 分钟（图 2-200）。

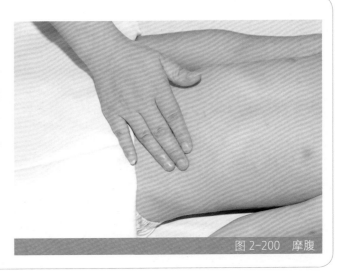

图 2-200　摩腹

（3）下推七节骨

让孩子俯卧在床上，可用一些婴儿润肤油做介质，用食指和中指由上往下做推法，推至皮肤发红为度（图2-201）。

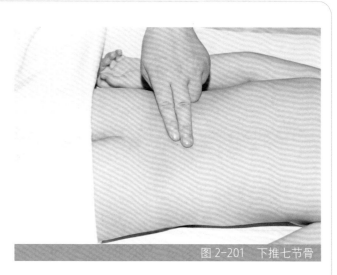

图2-201　下推七节骨

（4）捏脊

让孩子俯卧在床上，用拇指与食指、无名指指腹对捏，从尾骨至大椎由下往上捏，共7～9遍（图2-202）。从第二遍开始，捏三下、提一下。

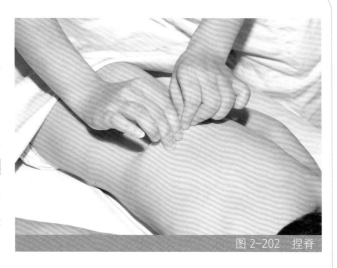

图2-202　捏脊

提示

（1）以上手法仅适用于单纯性小儿便秘，如果孩子便秘时间较久，表现较重，最好先到医院诊治，明确诊断，以免延误病情。

（2）手法不宜过重，以孩子可耐受为度。

（3）平时要每天对小儿进行定时排便的训练，并养成良好的饮食习惯，不随意给孩子吃药，适当增加运动锻炼。家长还应尽量调整孩子的饮食结构，使饮食多样化，让孩子多吃水果、蔬菜等富含粗纤维的食物。

25. 小儿遗尿症

　　一般情况下，小儿在 3 ～ 4 岁开始可以自我控制排尿，如果 5 ～ 6 岁以后还经常性尿床，每周 2 次以上并持续达 6 个月，医学上就称为小儿遗尿症。小儿遗尿症可能和遗传、疾病、睡眠过深、膀胱夜间控制能力发育迟缓、环境等因素有关。多数患儿可在发病数年后自愈。

　　中医认为，小儿遗尿症是因为脏腑虚寒，肾气不足，肝经温热，脾肺两虚，不能温养膀胱，使得膀胱无法制约水道所致。

　　中医按摩可以温补肾阳，益气健脾，固涩小便，利于小儿遗尿症的康复。

选穴

可选肾经、脾经及关元、脊柱、命门穴。

按摩手法

（1）补肾经

　　让孩子仰卧在床上，用一手扶住孩子手，一手食指在孩子小指螺纹面做旋推，共 100 ～ 300 次（图2-203）。

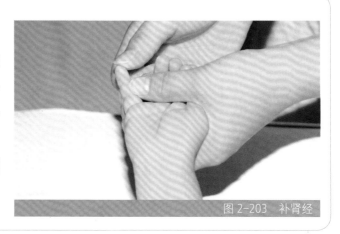

图2-203　补肾经

（2）补脾经

让孩子仰卧在床上，用一手扶住孩子拇指，一手拇指由孩子拇指桡侧从指尖向指根方向直推，100～300次（图2-204）。

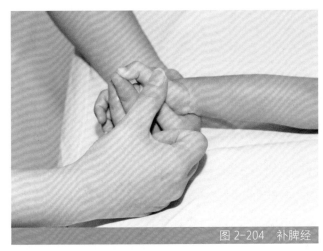

图 2-204　补脾经

（3）摩腹

让孩子仰卧在床上，用掌或四指轻放于孩子腹部，缓缓顺时针做摩法，3～5分钟（图2-205）。

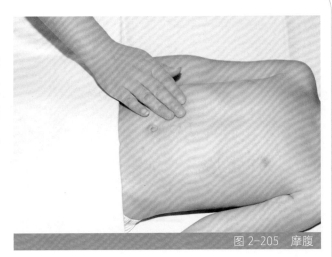

图 2-205　摩腹

（4）按揉关元穴

让孩子仰卧在床上，用食指按揉关元穴，3～5分钟（图2-206）。

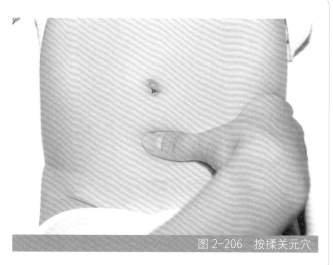

图 2-206　按揉关元穴

（5）捏脊

让孩子俯卧在床上，用拇指与食指、无名指指腹对捏，从尾骨至大椎穴由下往上捏，共7～9遍（图2-207）。从第二遍开始，捏三下、提一下。

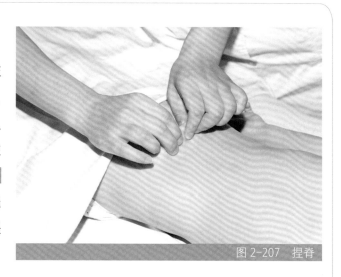

图 2-207　捏脊

（6）擦命门穴

让孩子俯卧在床上，用掌根部在孩子命门穴横向来回做擦法，擦至局部发热为度（图2-208）。

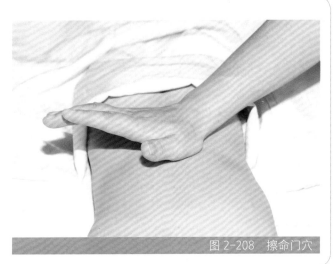

图2-208　擦命门穴

提示

（1）上述手法不宜过重，以患儿可耐受为度。

（2）家长要教育并督促孩子养成睡前排尿的习惯，白天不要让孩子太疲劳或太兴奋。

（3）饮食不宜过咸或过甜，忌食生冷。

（4）本手法只适用于单纯性小儿遗尿症，运用前须仔细鉴别小儿遗尿的性质，对可引发遗尿的其他多种疾病要及时就医。

26. 单纯性肥胖

　　单纯性肥胖是指人体摄入的热量超过消耗的热量，导致能量在体内过剩，脂肪积累过多而形成的肥胖。一般以体重超过标准体重的 20％ 为标准。常表现为怕热、多汗、易疲劳等。单纯性肥胖的主要原因包括遗传、社会环境、心理因素及运动太少等。现已证实，肥胖与高血脂、高血压、糖尿病、冠心病、脂肪肝等多种疾病密切相关。

　　中医认为，单纯性肥胖属 "痰证" "水肿" "虚劳" 范畴，有内因和外因两方面，内因为禀赋脾虚，外因为过食肥甘，少劳多卧，致脾虚气弱，痰湿内生；或年长肾亏，阴阳失调，痰瘀内积，均可使浊邪内生，壅积体内，而致肥胖。

　　中医按摩可增加局部血液循环，促进胃肠蠕动，排出宿便，从而达到消耗脂肪的作用，因而是有效的减肥方式。

　　可选梁门、中脘、天枢穴。

按摩手法

（1）摩腹

让家人仰卧在床上，用双手掌重叠顺时针摩腹，共 30 ~ 60 次（图 2-209）。

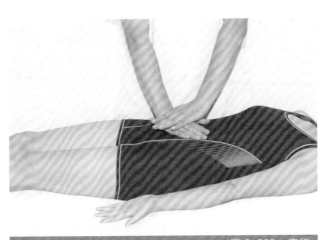

图 2-209　摩腹

（2）点按梁门、中脘、天枢穴

让家人仰卧在床上，用拇指点按梁门、中脘、天枢穴，各 30 秒（图 2-210 ~ 图 2-212）。

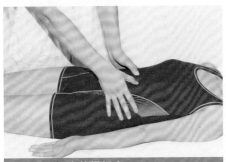

图 2-210　点按梁门穴

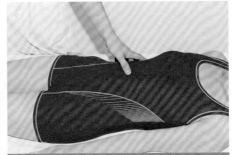

图 2-211　点按中脘穴

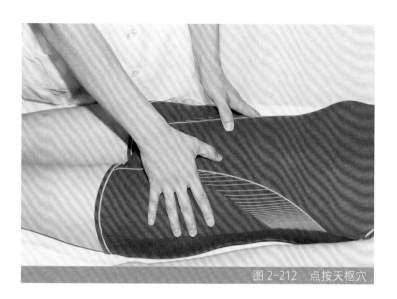

图 2-212 点按天枢穴

（3）提捏腹部

让家人仰卧在床上，用拇指、食指自左而右提捏腹部，反复操作3～5遍（图2-213）。

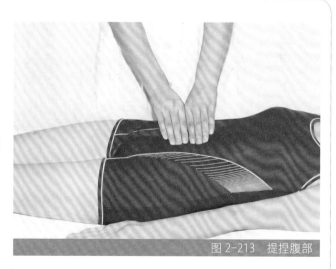

图 2-213 提捏腹部

（4）拳揉脐部

让家人仰卧在床上，用右手握拳，左手放于右拳上加力，做顺时针方向绕脐揉动，共 20 圈（图2-214）。

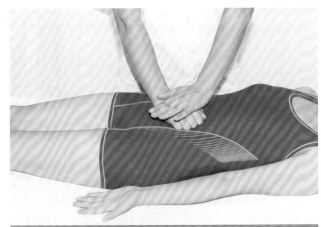

图 2-214　拳揉脐部

（5）推挤腹部

让家人仰卧在床上，用双手掌放于腹部两侧，从肋缘开始，双手向腹部中线方向用力推挤，由上至下操作，到耻骨联合上缘为止，反复操作3～5遍（图2-215）。

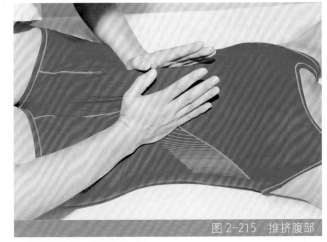

图 2-215　推挤腹部

提示

（1）按摩前，可先用手在按摩的部位轻轻揉搓，使局部肌肉放松，然后再进行按摩，这样可以事半功倍。

（2）以上手法依次进行，每天早晚各1次，再适当配合饮食控制，一般数周就会明显见效。

（3）饭后或特别饥饿时不宜进行按摩。

（4）除按摩外，还应保持愉悦放松的心情，树立减肥信心，配合合理饮食、增加运动等方法，全面调整人体脏腑阴阳气血的平衡，将人体多余的脂肪代谢掉，才能达到健康减肥的目的。

图书在版编目（CIP）数据

一学就会的家庭中医保健按摩 / 樊淑英编著 . —北京：中国科学技术出版社，2023.2

ISBN 978-7-5046-9904-6

Ⅰ．①—⋯　Ⅱ．①樊⋯　Ⅲ．①保健—按摩疗法（中医）

Ⅳ．① R244.1

中国版本图书馆 CIP 数据核字 (2023) 第 031237 号

责任编辑	张晶晶
封面设计	中文天地
正文设计	中文天地
责任校对	张晓莉
责任印制	马宇晨

出　　版	中国科学技术出版社
发　　行	中国科学技术出版社有限公司发行部
地　　址	北京市海淀区中关村南大街 16 号
邮　　编	100081
发行电话	010-62173865
传　　真	010-62173081
网　　址	http://www.cspbooks.com.cn

开　　本	787mm×1092mm　1/16
字　　数	160 千字
印　　张	11.5
版　　次	2023 年 2 月第 1 版
印　　次	2023 年 2 月第 1 次印刷
印　　刷	北京世纪恒宇印刷有限公司
书　　号	ISBN 978-7-5046-9904-6 / R·2890
定　　价	73.00 元